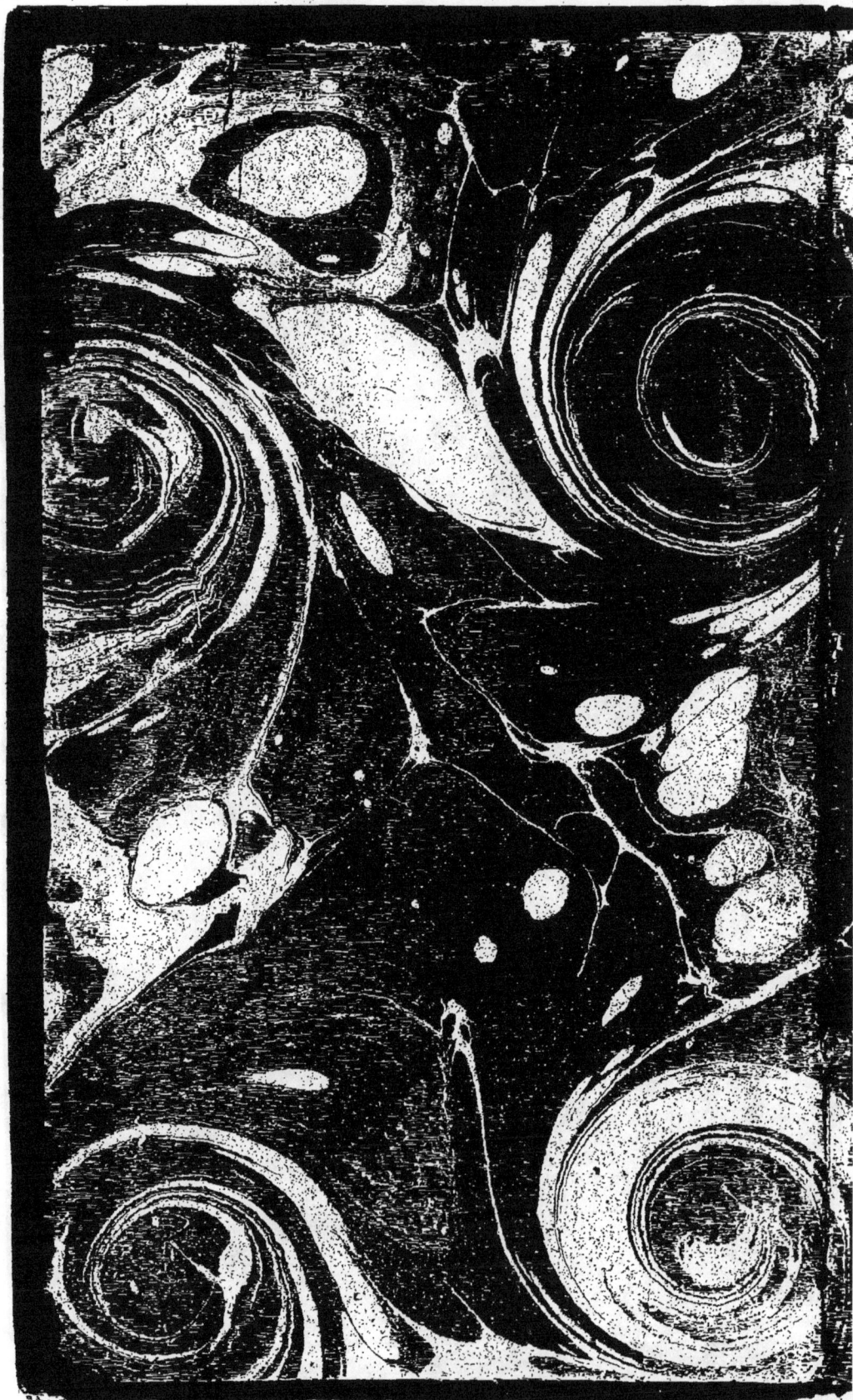

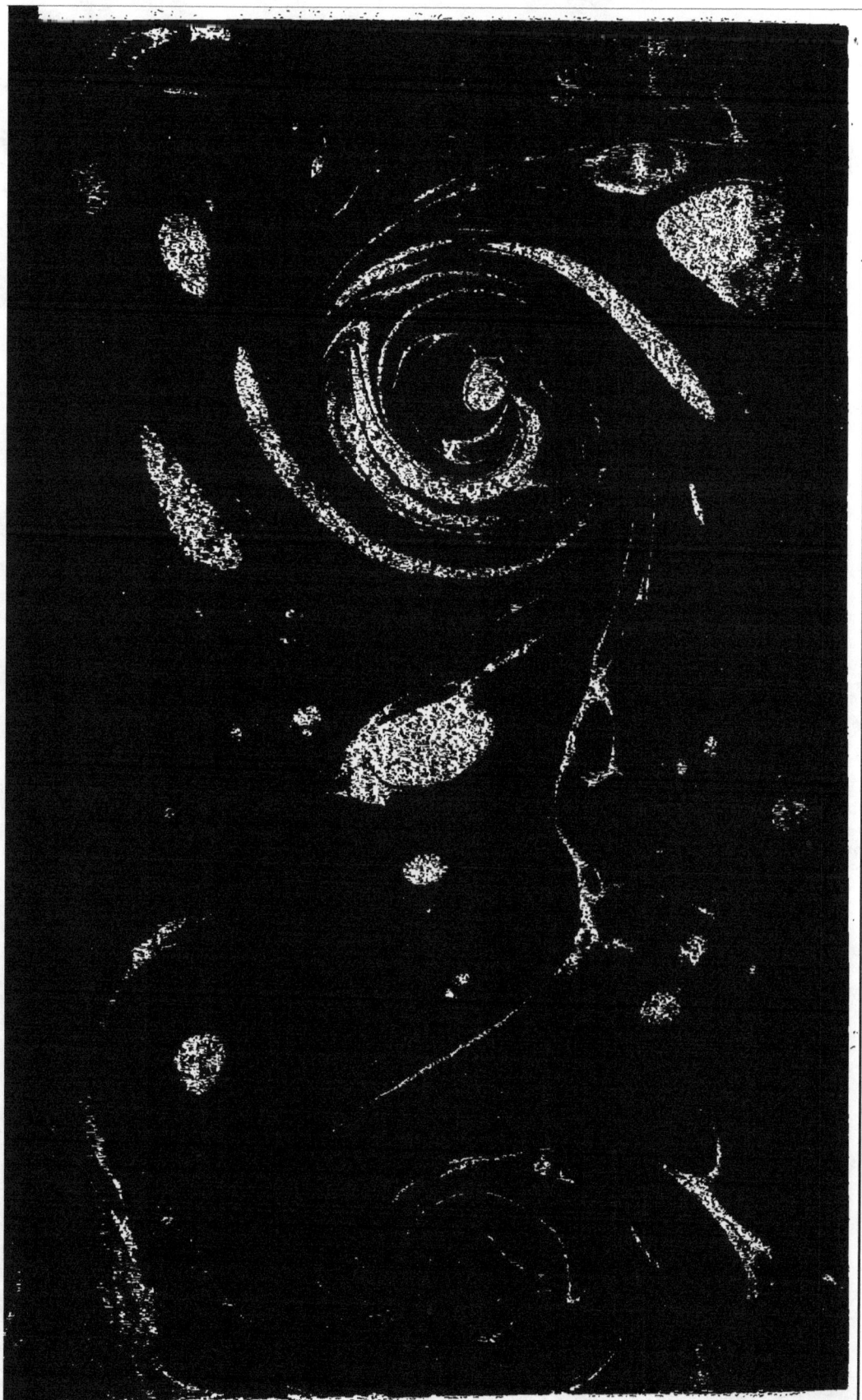

Sc. et arts n.º 3039 . A .

CHOIX

DES MEILLEURS

MÉDICAMENS

POUR LES MALADIES LES PLUS DÉSESPÉRÉES.

Setart of 3599.

CHOIX

DES MEILLEURS

MÉDICAMENS

POUR LES MALADIES LES PLUS
DÉSESPÉRÉES;

Recueilli par M. Buc'hoz, Médecin de
Monsieur, ancien Médecin ordinaire
de Monseigneur le Comte d'Artois, &
de feu Sa Majesté le Roi de Pologne.

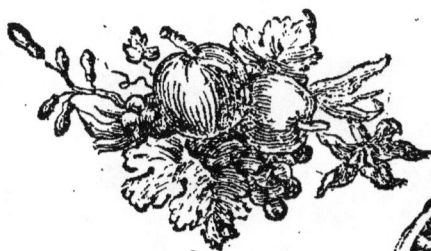

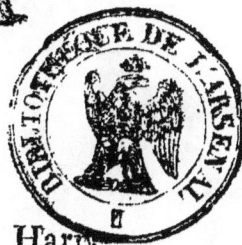

A PARIS,

Chez l'Auteur, rue de la Harpe.

M. DCC. LXXXIV.

Avec Approbation et Privilége.

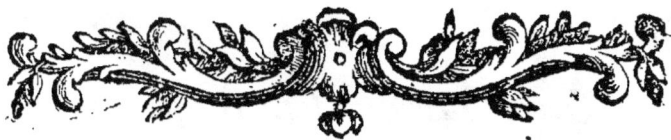

PRÉFACE.

L'Ouvrage, que nous publions, est une compilation des meilleurs Remèdes que nous avons pu découvrir, & que nous avons recueillis parmi les Auteurs les plus experts. Chaque année, nous ferons part au public, de tous ceux qui auront pu parvenir à notre connoissance pendant le courant de cette année, & dont les effets auront été bien constatés : A l'instar des anciens, nous rassemblerons en faveur de l'humanité tous les nouveaux Remè-

vj

des, & cet Ouvrage sera consacré à cet objet. Il est le 9me de nos Ouvrages Économiques : On en verra ci-après la liste. La Table se trouvera à la fin de chaque Volume de ce Choix.

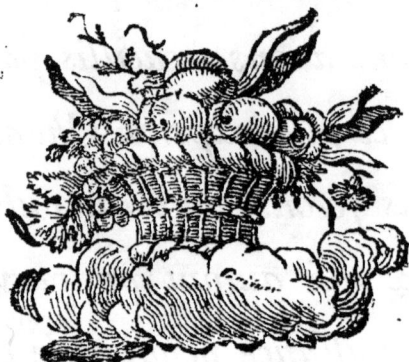

LISTE des Ouvrages Économiques de l'Auteur.

1° Recueil de Secrets à l'ufage des Artiftes, 2 vol. 12°,   3 ₶ 12 f.

2° Médecine moderne & pratique, 1 vol. 8°.   5 ₶

3° Hiftoire des Infectes utiles & nuifibles à l'Homme, aux Beftiaux, à l'Agriculture & au Jardinage, &c. 2me édition, confidérablement augmentée, 1 vol. 12°.   2 ₶ 10 f.

4° Tréfor des Laboureurs dans les Oifeaux de Baffe-Cour, 8me édit., 1 vol. 12°.   2 ₶

5° Méthodes fûres & faciles pour détruire les Loups, les Renards, les Belettes, les Fouines, les Rats & les Souris, &c. 1 vol. 12°.   1 ₶ 16 f.

6° Amufemens des Dames dans les Oifeaux de Volière, 1 vol. 12°.   1 ₶ 16 f.

7° La Médecine des Animaux, 1 vol.
12°.   1 ₶ 16 ſ.

8° Manuel uſuel & économique des
Plantes, 1 vol. 12°.   1 ₶ 16 ſ.

9° Choix des meilleurs Médicamens
pour les Maladies les plus déſeſpé-
rées, 1 vol. 12°.   2 ₶

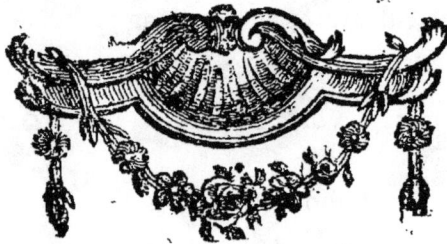

CHOIX

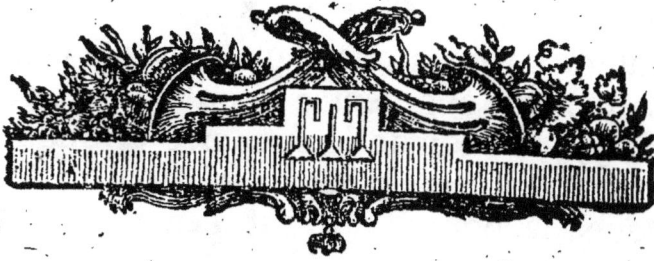

CHOIX

DES MEILLEURS

MÉDICAMENS

POUR LES MALADIES LES PLUS DÉSESPÉRÉES.

Remède contre l'Hydropisie.

I. PRENEZ les larges feuilles qui
croissent sur la tige de l'artichaux,
nettoyez-les sans les laver, pilez-les
dans un mortier, & exprimez-en le
jus à travers un linge; mettez ensuite
de ce jus dans un pot avec une pinte
de vin de Madère ; prenez-en trois
cuillerées à jeun tous les matins, &

A

autant en vous couchant. La dofe peut
même être augmentée jufqu'à quatre ou
cinq, fi l'eftomac le fupporte & que le
cas le requiert. Il faut avoir foin de fe-
couer la bouteille avant d'en verfer la
liqueur.

Remède employé avec fuccès par les Sau-
vages de l'Amérique Septentrionale, pour
guérir la Morfure des Chiens enragés.

2. Prenez de l'écorce de frêne blanc,
faites-la brûler & la réduifez en poudre,
puis mêlez-y du bon vinaigre & faites
un emplâtre plus ou moins grand, felon la bleffure ; enfuite appliquez-le fur
la partie affectée. On prétend auffi que
ce remède eft infaillible pour les mor-
fures des Serpens à fonnette.

Remède du docteur Parfons, contre la
Rage.

3. Auffi-tôt qu'une perfonne a été
mordue, il faut faire une efpèce de pâte
avec deux cuillerées de fel détrempé
dans de l'eau, & en frotter la plaie au
point qu'elle en foit pénétrée. Cette
friction fe répète trois ou quatre fois
le jour pendant neuf ou dix jours. Il
faut avoir foin d'appliquer fur la partie
affligée une compreffe de cette même

pâte qui ne la gêne pas trop ; & dans le cas où la plaie feroit trop petite, il faudroit en agrandir l'ouverture. Ce remède opère également fur les Animaux mordus.

Remèdes contre les Verrues.

4. On prend une ardoife, on la jette dans le feu, on l'y laiffe fe calciner ; on l'en retire pour la mettre en poudre, en imprégnant cette poudre de vinaigre fort, on en fait une forte de bouillie, dont on frotte fouvent & pendant quelque temps les porreaux.

Élixir pour les Dents.

5. Prenez de la pyrèthre groffièrement concaffée deux onces, mettez-la dans un matras, & verfez deffus une chopine d'eau-de-vie de lavande, ou par infufion, ajoutez du fel ammoniac très-pur un demi-gros ; mettez le tout en digeftion fur un bain de fable pendant vingt-quatre heures, en remuant le matras de temps en temps, décantez la liqueur ou gardez-la pour le befoin.

Cette compofition eft proprement celle qui eft connue fous le nom d'*Elixir Odontalgique* de M. l'abbé Ance-

lot, qui a fait tant de bruit à Paris. On
y ajoute quelquefois un peu de citron,
qui y communique une odeur plus gra-
cieuse. Cet élixir est parfaitement indiqué
dans les tempéramens phlegmatiques,
lorsque quelques humeurs se jettent sur
les gencives, y deviennent âcres, les
irritent & y causent de la douleur.
Il ouvre les tuyaux excrétoires des glandes salivaires, donne de l'action à leurs
fibres, & fait rendre beaucoup de pituite.

Onguent de Litharge d'or.

6. Sur une livre de litharge d'or, il
faut dix-huit onces d'huile d'olive la plus
grasse, & trente-six onces du meilleur
vinaigre. Quand la litharge est bien pilée
& passée au tamis aussi fine que la farine,
on la met dans une terrine de terre neuve
bien vernissée avec l'huile & le vinaigre ;
on mêle bien le tout ensemble, en tournant avec un bâton de grosseur convenable : on commence par deux cuillerées
d'huile qu'on remue jusqu'à ce qu'elles
soient bien imbibées ; on met ensuite deux
cuillerées de vinaigre qu'on remue de
même en tournant: on continue par une
seconde cuillerée d'huile, puis par deux
cuillerées de vinaigre, & ainsi alternativement jusqu'à ce que le tout soit bien

mêlé : on observera de finir par deux cuillerées d'huile. Il faut trois heures pour bien mêler cet onguent & le rendre parfait, sans cesser de remuer en tournant. On s'en sert pour toute sorte de plaies. Il faut commencer par laver la plaie avec du vin tiède ; ensuite on étend de cet onguent sur du papier gris, & on le met sur la plaie, que l'on couvre avec un linge. Quand la plaie a de la profondeur, on fait des tentes proportionnées qu'on trempe dans l'onguent & qu'on y fait entrer. L'onguent de litharge d'or se conserve aisément dans des pots & même dans la terrine où il a été fait, pourvu qu'il soit bien couvert : s'il devenoit trop sec, on y met une cuillerée d'huile pour le ramollir, & on le remue pendant un bon demi-quart-d'heure ; s'il vient de l'eau par-dessus, il faut la verser par inclination, c'est à dire en penchant le vase, & mettre une cuillerée d'huile qu'il faut de même bien mêler avec l'onguent.

Remède éprouvé contre la Morsure des Bêtes enragées.

7. Cueillez en juin la plante avec la fleur de mouron rouge ; laissez-les sécher à l'ombre, & conservez-les dans

A iij

des sachets de toile épaisse, ou dans des boîtes garnies en dedans de papier, afin qu'elles ne s'évaporent pas. Quand vous voulez vous en servir, réduisez en poudre cette herbe avec sa fleur & sa tige, donnez-en à la personne blessée ou mordue, depuis un demi-gros jusqu'à un gros, dans un peu d'eau distillée de cette même plante, ou au défaut de cette eau, dans un peu de thé ou de bouillon. Le malade doit s'abstenir de boire & de manger pendant deux heures; quoiqu'une dose suffise ordinairement, même quand la rage s'est déjà manifestée, on peut cependant, pour plus de sureté & sans risque, réitérer la dose dans six, huit ou dix heures : le lendemain on peut encore prendre une seconde dose, & même une 3me pour le bétail, comme les chevaux, les vaches, les brebis, les chèvres, les chiens, &c. La dose pour les animaux est depuis un gros jusqu'à deux, sur un peu de pain mêlé avec un peu de sel & d'alun, & simplement dans un peu d'eau tiède. Si une bête enragée se jetoit dans un troupeau, on feroit bien de donner une dose de cette poudre, non seulement aux animaux mordus, mais à tout le troupeau, surtout à ceux qui ont été les plus proches des mordus,

& qui ont pâturé autour d'eux. De cette façon on fera affuré que les mordus ne crèveront pas de rage, & que les autres n'en feront point attaqués.

Remède contre le Ver Solitaire.

8. Le pourpier eft un vrai poifon pour le ver folitaire. Qu'on mange le pourpier en falade, vert ou fec, cru ou cuit ; fon effet fur le ver eft toujours le même. Quand il n'eft pas poffible d'en avoir, en hiver, la graine bouillie tient lieu de plante, il faut feulement en faire ufage un peu plus long-temps ; au refte il eft aifé de conferver la plante même, foit en la faifant cuire, foit en la gardant dans l'eau avec une couche d'huile par-deffus, foit en la faifant fécher.

Remède contre la Brûlure.

2. L'efprit de vin camphré, mêlangé avec de l'huile, appliqué fur le champ, guérit la brûlure ; la râpure de bois de buis avec le faindoux, a été employée avec de grands fuccès dans les plus confidérables brûlures.

Onguent de M. l'abbé Doyen.

10. Prenez des feuilles de bugle, de fanicle, de pimprenelle, de verveine,

A iv

d'aigremoine, de mourons à fleurs rouges & d'éclaire, de chacune deux poignées, ce qui doit peſer enſemble trois
ou quatre livres. Après avoir épluché,
mondé & pilé les herbes, mettez-les
dans un pot de terre neuf, verſez trois
pintes de vin blanc de Champagne ; couvrez le pot, & même luttez-en le couvercle ; faites bouillir le tout à un petit feu, juſqu'à ce qu'il ne paroiſſe plus
de vin ; laiſſez refroidir le pot & paſſez
la décoction en exprimant fortement :
mettez le ſucre qu'on aura exprimé dans
une terrine, & faites-les bouillir à un
feu doux, en y jetant par morceaux de
la poix blanche une livre trois onces,
de la cire vierge trois livres, remuez
ce mêlange avec une ſpatule de bois,
juſqu'à ce que le tout ſoit bien fondu,
jetez-y alors du maſtic pilé & tamiſé
une livre : quand il ſera fondu, retirez la Terrine du feu & ajoutez-y de
la térébenthine de Veniſe auſſi une livre, en remuant toujours juſqu'à ce que
la matière ſoit refroidie & puiſſe être
miſe en rouleaux. On employe cet emplâtre pour fondre les glandes dures &
ſquirreuſes, pour réſoudre les calloſi-
tés & même les loupes, pour guérir les
ulcères invétérés & les maux de ſein.

On les vante particulièrement pour les fistules au fondement, pour les tubercules qui se forment autour de l'anus, & pour les hémorrhoïdes internes, surtout quand elles sont racornies. La manière ordinaire de s'en servir est de l'étendre sur de la peau de gant & de l'appliquer sur la partie en forme d'emplâtre, quand le mal est extérieur. Mais quand il s'agit de traiter les hémorroïdes ou les fistules internes, on en fait un petit suppositoire de deux ou trois lignes d'épaisseur, & d'un pouce ou d'un pouce & demi de long, qu'on introduit dans le fondement : quelquefois même on introduit de pareils suppositoires dans l'ouverture des fistules ; mais dans ce cas il faut y attacher un fil pour pouvoir les retirer.

Vin Anti-Scorbutique.

11. Prenez des racines de raifort sauvage douze onces, de bardane six onces, des feuilles de cochlearia, de cresson d'eau, de beccabunga & de fumeterre, de chacune deux poignées ; on lave bien les herbes & les racines, & après les avoir laissé égoutter, on les écrase & on les réduit en pâte dans un mortier : on pile en même temps cinq onces de graines de moutarde : on met

A v

le tout dans une cucurbite avec quatorze
pintes de bon vin blanc de Bourgogne
bien mûr; on y ajoute trente gros de sel
ammoniac bien pulvérisé, on bouche
ensuite la cucurbite avec sept ou huit
feuilles de papier brouillard, que l'on attache tout autour, & l'on met la cucurbite au bain-marie, à un feu de digestion,
où l'on laisse les drogues en infusion pendant douze heures au moins, après quoi,
quand la cucurbite est refroidie, on passe
la liqueur avec forte expression, & on la
met dans des bouteilles pour l'usage : elle
peut se conserver pendant deux mois. La
dose de ce remède pour les adultes est de
deux verres par jour, chacun de six onces ; on prend le premier le matin dans le
lit, où l'on reste deux heures sans rien
prendre ; on donne le second verre deux
heures après le souper, & l'on continue
ainsi jusqu'à entière guérison, observant
de garder un bon régime, & de boire à
son ordinaire une tisane faite avec deux
gros de squines coupées par tranches,
qu'on fait bouillir pendant une demi-
heure dans deux pintes d'eau de rivière,
& où l'on peut mêler un peu de vin au
repas : on donne une moindre dose de ce
vin aux enfans, & aux jeunes personnes
à proportion de leur âge, de leur tempé-

rament & de leurs forces. Ce vin eſt de la compoſition du ſieur Moret; il avoit coutume de donner, avant l'uſage de ce vin, & tous les huit jours, le purgatif ſuivant :

Prenez des trochiſques d'Alhendal, de ſcammonée, de mercure doux, d'extrait d'aloës, de chacun quatre onces, du diaphenic ſept onces; mettez en poudre fine ce qui doit être pulvériſé, mêlez le tout avec une ſuffiſante quantité de ſirop d'abſynthe, pour en faire un opiat, dont la doſe doit être ſuivant la force, l'âge & la conſtitution du malade, depuis un ſcrupule juſqu'à un gros.

Remède contre les Gencives ulcérées.

12. Dans les ſcorbutiques, les gencives ſont ſouvent affectées, gonflées, molles, ſpongieuſes, ulcérées, elles débordent ſur les dents, tombent en pourriture, ſentent très-mauvais, ce qui annonce la chute des dents : pour y remédier, on employe deux remèdes, l'un quand le mal eſt invétéré & porté au plus haut degré, & l'autre quand le mal eſt commençant & encore léger. Voici la compoſition du premier : Prenez du ſel ammoniac quarante-huit grains, du camphre en poudre vingt-quatre grains,

de l'esprit de vin six onces ; mettez ces
drogues dans une fiole qu'on remuera
long-temps pour les faire fondre. On
imbibe de ce mêlange un pinceau fait
avec un peu de linge effilé, roulé au
bout d'un bâton, & on s'en sert pour
nettoyer, frotter, & humecter les gencives pourries, ce qu'on réitère jusqu'à
trois ou quatre fois par jour, suivant
l'état, le degré & l'insensibilité du mal.
Quand la pourriture est tombée & que
les gencives sont détergées, on se sert
du remède suivant : Prenez des feuilles
de cochlearia deux poignées, hachez-
les bien menues & mettez-les dans une
cucurbite avec trois pintes d'eau-de-vie ;
laissez-les infuser pendant deux jours au
bain-marie, faites ensuite la distillation &
retirez-en les deux tiers : lavez & frot-
tez plusieurs fois vos gencives avec
cette liqueur : on l'aiguise quelquefois
par du sel ammoniac, on en fait fondre
un scrupule dans six onces de cette liqueur. Ce remède vient aussi du Sr. Moret, il employoit seulement le dernier,
lorsque le mal étoit commençant & encore léger.

Remède contre la Rétention d'Urine.

13. Il faut prendre une once de graine
d'argentine broyée, qu'on fait infuser

dans une pinte de vin blanc, fans le faire chauffer, on remue feulement la bouteille de temps en temps, & l'on en boit tous les jours un verre à jeun le matin. Ordinairement le malade fe trouve foulagé dès le fecond verre. On affure que ce remède eft infaillible, également efficace pour les maladies des deux fexes, & conftaté fouverainement fpé-cifique par un grand nombre d'expé-riences.

Remède contre la Colique Néphrétique.

14. M. Ranfon, médecin du Roi, à S. Jean d'Angely, a employé heureufe-ment les pepins de fappotille, contre les coliques néphrétiques les plus opi-niâtres. Il faut piler depuis un gros juf-qu'à deux de ces pepins mondés dans un mortier de marbre ou autre, pour les délayer dans fix ou huit cuillerées d'eau commune pour chaque dofe qu'on donne de quatre en quatre, ou de fix en fix heures, felon que le mal preffe, & que l'eftomac du malade foutient d'autant qu'il ne fournit point de fuc laiteux, comme les matériaux dont on fe fert pour les émulfions ordinaires; mais quand fon amertume rebute, deux

ou trois gros de ſucre candi, ou l'équi-
valant du commun, en favoriſant la tri-
turation de ces noyaux, en rend le goût
plus ſupportable, ſans en altérer la vertu, non plus que l'addition d'une cuillerée de ſirop de calebaſſe, qu'on tire
de l'Amérique, de même auſſi que celui
des cinq racines apéritives, & même celui de capillaire, on joint des véhicu-
les diurétiques, telles que l'eau diſtillée
de fleurs de féves, de camomille, de chardon bénit, de pariétaire, ou même le
ſucre de cette dernière, quand le remède commence à faire ſon effet; il ne
le faut donner que de huit en huit heures, ou même de douze en douze, &
même le diſcontinuer quand l'urine ſou-
tient ſon cours, qu'elle prend une bonne
qualité, & ſurtout lorſqu'elle charoie
des glaires ou des graviers. Quand le
malade ne peut pas ſupporter des liquides, il faut les lui donner en ſubſtance,
bien pilés avec un peu de ſucre candi,
ou de ſucre ordinaire, un peu de ſirop
approprié à la doſe d'un gros ſeulement
& même moins, l'incorporant avec la
confection d'hyacinte, du ſirop de kermès & des gouttes anodines de Sydenham.

Remède contre la Goutte.

15. Prenez une livre de farine de riz, quatre onces de levain de bière, & deux onces de fel; faites-en un cataplâme épais, & appliquez-le à la plante du pied que vous envelopperez d'une flanelle chaude; vous répéterez de douze heures en douze heures; quatre ou cinq cataplâmes emportent ordinairement le mal; lavez enfuite votre pied avec du fon, de l'eau-de-vie, de l'eau chaude & du favon de Caftille. Il faut fe tenir bien chaudement & éviter tout air froid, parce que ce remède dilate extrêmement les pores du pied. Dans quelque partie que la goutte fe faffe fentir, foit aux parties fupérieures, foit aux inférieures, il faut toujours appliquer ce cataplâme aux pieds, parce que par fa nature il attire l'humeur des parties fupérieures en bas.

Remède pour la guérifon des Verrues.

16. Il faut prendre des feuilles de campanule, les broyer & en frotter les verrues : on réitère deux, trois ou quatre fois & plus fi elles font opiniâtres. Les verrues fe diffipent en très-peu de temps, fans qu'il en refte aucun veftige. Cette plante eft connue fous les noms

botaniques de *campanula, cymbalariæ foliis, vel folio hederaceo ; species cantalabricæ anguillaræ* : *Bauh.* 2797. *campanula foliis cordatis, quinque lobis, petiolatis, glabris, Caule laxo. Dalib.* On prétend que le sang de taupe est aussi spécifique pour la guérison des verrues.

Breuvage fermenté avec la Branc-Ursine.

17. On fait sécher doucement une quantité arbitraire de feuilles de branc-ursine : on les fait bouillir dans une suffisante quantité d'eau commune, & lorsque la décoction prend une couleur jaunâtre, on la retire, & on y met un peu de levain fait avec de la farine de seigle, après quoi on ferme le vaisseau : on le place sur un fourneau, & on laisse fermenter la liqueur ; lorsque la fermentation est finie, la liqueur a une odeur agréable & un goût acidule ; il ne reste plus qu'à la passer à la chausse, & à la garder dans un lieu frais pour l'usage. Ce breuvage est salutaire dans les cas d'obstructions, de fièvres intermittentes. On en fait grand usage en Pologne & en Silésie ; & anciennement on y en faisoit un si grand cas, qu'il étoit réservé exclusivement pour les gens les plus qualifiés.

Remède contre les Engelûres.

18. On employe avec fuccès, en Suè-
de, contre cette maladie, l'efprit de fel,
dont on arrofe les parties affectées à plufieurs reprifes. Il faut avoir attention
de le faire avant l'ouverture des parties
malades, ou après qu'elles ont ceffé d'ê-
tre ulcérées.

Recette pour faire une Pommade qui guérit
les Dartres, les Boutons au vifage, les
Crevaffes au nez & aux lèvres, les Enge-
lûres aux mains & aux talons, & toutes
fortes d'Écorchures en quelque partie du
corps que ce foit.

19. Prenez trois livres de porc mâle,
que vous battrez affez long-temps pour
pouvoir féparer & enlever les parties
membraneufes & filamenteufes qui la
contiennent; lavez-la bien dans de l'eau
claire; faites-la fondre dans un plat verniffé, ou dans une cafferole fur le feu.
Lorfqu'elle fera fondue, mettez-y deux
ou trois pommes reinettes coupées par
tranches, que vous laifferez cuire un
peu de temps; ajoutez-y enfuite fept à
huit gros d'orcanette, dont l'écorce de
la racine donnera une couleur rouge à
la pommade, en laiffant bouillir le tout

encore quelque temps ; paſſez enſuite la matière dans un linge en l'exprimant légèrement ; remettez cette graiſſe ſur le feu dans la même caſſerole ; ajoutez-y cinq ou ſix onces de cire blanche & vierge, coupée par petits morceaux, lorſque la cire ſera fondue, jetez dans la compoſition trois gros de camphre, que vous aurez diſſous ſéparément dans un mortier avec un peu d'eau-de-vie, ajoutez en même temps un verre d'eau de roſe & ſix gros d'huile d'amandes douces : le tout étant bien mêlé & après l'avoir laiſſé un peu bouillir, vous le retirerez de deſſus le feu : la pommade ſera faite. Etant encore chaude & fluide, vous la verſerez dans des pots pour vous en ſervir au beſoin & en frotter les parties affligées. Cette pommade ſe conſerve plus d'une année.

Secret pour guérir la Manie.

20. Après avoir purgé le maniaque par le haut & par le bas, il lui faut faire tremper les mains & les pieds dans le vinaigre, & le laiſſer dans cette ſituation juſqu'à ce qu'il s'endorme, ſouvent il ſe trouve guéri à ſon réveil ; il faut encore appliquer ſur la tête du malade des feuilles de *dipſacus* ou de chardons à foulons.

Remède contre l'Épilepsie.

21. Il faut avoir soin de se munir d'une pièce de métal, de la largeur de toute l'ouverture de la bouche dans sa plus grande extension & propre à être enchâssée commodément entre les dents. A l'instant que l'on se sent prêt à tomber en syncope, il faut se mettre le métal entre les dents en ouvrant la bouche autant qu'il est possible, de façon que les joues & les mâchoires soient contenues pendant quelque temps dans cette violente exposition, & dans moins d'une minute l'épilepsie sera dissipée, & son accès prévenu. Que s'il n'a pu être évité à temps, on ne laissera pas de le faire cesser en recourant à ce moyen ; toute personne présente pouvant l'appliquer à l'épileptique, en lui ouvrant la bouche avec force & en y mettant le métal en question.

Moyen pour détruire les Poux.

22. Quand un enfant a la tête infectée de vermine, il faut réduire en poudre de l'écorce de la racine de sassafras, & en poudrer les cheveux de l'enfant. On peut être sûr que dans l'espace d'une seule nuit tous les poux seront détruits,

pourvu qu'on ait la précaution de lui lier les cheveux avec un mouchoir ou un bandeau pour empêcher la poudre de tomber.

Composition d'un Lavement efficace dans la Passion iliaque.

23. Dans une livre & demie de décoction émolliente résolutive avec les fleurs de mauve, la camomille & de mélilot, faites infuser pendant deux heures une forte poignée de rue récente & pilée ; passez le tout avec expression ; faites-y fondre une demi-once de sel ammoniac ; ajoutez-y deux onces d'huile de noix & autant de miel mercuriel, pour être partagé en deux lavemens qu'on prendra à deux heures de distance.

Remède domestique contre la Dyssenterie.

24. Prenez du beurre frais & qui ne soit point salé, mettez-le sur un feu doux ; écumez-le bien, & lorsqu'il sera clarifié, prenez-en deux cuillerées matin & soir. Remède expérimenté.

Remède contre les Convulsions.

25. Faites un électuaire avec de la poudre de crême de tartre, de la racine de jalap & du sucre de chacun deux

gros, ajoutez-y la même quantité de
firop d'orange; prenez-en chaque jour
une légère dofe, & les accès du mal
cefferont bientôt.

Remède fpécifique contre les Fièvres mali-
gnes, épidémiques, les Fièvres inflam-
matoires, la Manie, la Mélancolie &
la Morfure des bêtes enragées.

26. Ce remède vient de Tunquin à la
Chine, où il eft fort en ufage contre la
morfure des chiens enragés. La Société
de Londres l'a fait prendre à plufieurs
criminels condamnés à mort, il guérit
les fièvres les plus malignes. Il eft compofé de feize grains de mufc, d'autant
de cinabre, d'autant de cochenille. Ce
remède fait fuer quarante-huit heures,
ce qui opère la guérifon. On le prend
à plus petite dofe, favoir à huit, dix
ou douze grains de chaque drogue dans
les fièvres avec exanthèmes, furtout
dans la petite vérole; les maniaques
ou perfonnes dont la tête eft dérangée,
le prennent à vingt-quatre de chacun
avec le même fuccès; on affure qu'il a
produit les meilleurs effets dans les fièvres inflammatoires, donné à huit, dix
ou douze grains. Son fuccès dépend en
plus grande partie de la bonté du mufc:

quelquefois on y ajoute quelques grains
de camphre dans les cas analogues. S'il
y a quelque chofe qui rende ce remède
recommandable, c'eft qu'il ne fait pas de
mal, quand même il ne fait pas de bien.

Remède fpécifique contre le Cancer.

27. On a employé dans la Nouvelle-
Amérique, contre cette cruelle maladie des glandes, une certaine efpèce d'a-
maranthe, nommée en latin *amaranthus
baccifer*. Dans cette partie du monde,
où cette plante croît naturellement,
on la mange étant encore tendre ; mais
quand elle eft vieille, fon fuc devient
âcre & corrofif. Ce même fuc exprimé
& expofé au foleil acquiert la confiftance
d'un onguent qu'on applique fur la partie attaquée. Les grandes douleurs qui
fuivent l'application de cet onguent dans
les premières heures, n'empêchent pas
qu'un ufage réitéré ne guériffe entièrement ce mal. On a guéri avec ce feul remède, dans l'efpace de huit femaines,
un ulcère cancereux au vifage, & en fix
mois un cancer au fein.

Remède contre le mal de Tête.

28. On vante beaucoup à Londres un
remède qu'on dit être des plus falutaires

contre les maux de tête invétérés ou périodiques, la migraine, la douleur vague & la pesanteur de la tête, &c. Ce remède n'est autre chose que l'*æter frobonii* qu'on fait en distillant l'alkool avec l'huile de vitriol. Pour s'en servir, il faut mettre dans le creux de la main quelques drachmes de cette liqueur, qu'on applique ensuite sur le front du malade. Ce remède est si efficace qu'il emporte presque toujours en moins de deux ou trois minutes le mal de tête le plus violent, & même ceux qui ont duré des mois entiers.

Remède contre le Rhumatisme.

29. M. Ritter, médecin à Nuremberg, conseilloit la semence d'orobe sauvage dans les rhumatismes goutteux. Ce même médecin assure qu'une pincée de cette plante prise comme du thé, produit des effets très-sensibles dans l'espèce de rhumatisme qui attaque les lombes, & que l'on nomme *lumbago*.

Remède souverain contre la Râge.

30. Prenez de la reine des prés, du polipode de chêne, de petite centaurée, d'absynthe, de mille pertuis, du plantain, de rue, de bétoine, d'armoise, de mé-

lisse dite piment, de sauge, de verveine,
de menthe & des écailles d'huîtres calcinées; cueillez ces plantes quand elles sont
en fleurs; faites-les sécher à l'ombre; réduisez-les en poudre. Passez-les au tamis
séparément. Mettez de chacune parties
égales, & trois fois autant de poudre d'é-
cailles d'huîtres calcinées; mêlez le tout
exactement, & conservez-le dans un pot
de terre récemment cuit & sans vernis, il
faut renouveler les plantes tous les ans.

Prenez un gros de ces poudres, faites-le infuser du soir au matin dans un
verre de vin blanc, & donnez-le à boire
à jeun à celui qui a été mordu. On le laissera trois heures tranquille, sans lui donner aucune nourriture, & on le fera
rester au lit, pour qu'il se maintienne
en sueurs : on réitère pendant trois jours
les mêmes prises. On fera de plus saigner
les plaies, & on les tiendra ouvertes,
en les bassinant avec du vin blanc très-
chargé de sel commun, & en y appliquant
des cataplasmes faits avec les poudres
ci-dessus infusées dans du vin ordinaire.
On continue ces remèdes extérieurs jusqu'à la guérison. Si les plaies paroissoient
fort envénimées, il faudroit les scarifier.
Comme le virus de la rage fait quelquefois des progrès très-rapides, on n'atten-
dra

dra pas que celui qui a été mordu foit à jeun : mais feulement on lui donnera le remède trois heures après avoir mangé.

Il faut augmenter ou diminuer le poids & le nombre des dofes, à proportion de la morfure, de l'âge & de la force du malade. Ces plaies font plus dangereu- fes au vifage, aux doigts, à la poitrine que par-tout ailleurs. Ceux qui ufent de ce remède fur le champ, guérif- fent ordinairement avec trois ou qua- tre prifes tout au plus ; quand le mal eft invétéré, il en faut fix, fept, huit, ou neuf ; pour ceux qui ne pourront pas avaler le vin avec les poudres, on y fuppléera, en le faifant infufer dans le même vin pendant douze heures, & en faifant ainfi boire ce vin que l'on aura clarifié, il faut dans ce cas au- gmenter les dofes, & en donner plus fouvent.

Compofition des Bougies fouveraines dans les maladies de l'Urèthre, comme Car- nofités.

31. Prenez une once de diachylon anciennement fait, deux gros d'emplâ- tre de mucilage, un gros & demi de précipité blanc. Faites fondre les deux emplâtrès enfemble fur un feu doux ;

B

mêlez enfuite le précipité. Remuez bien le tout, étendez-le fur un linge que vous couperez en petites bandes, & que vous roulerez pour lui donner la forme conique. On peut en faire de la groffeur d'une aiguille à tricoter ; on en augmente la groffeur par gradations, jufqu'à ce qu'elles foient auffi fortes qu'une plume d'oie. Ces bougies excitent la fuppuration, & détruifent les carnofités affez promptement.

Remède contre la Rage.

32. Il confifte à faire prendre à ceux qui ont été mordus, mais qui n'ont encore effuyé aucun accès de rage, quatre gros de poudre d'huître calcinée dans un demi-feptier de vin blanc ; on réitère le remède au bout de vingt-quatre heures. Quand on a éprouvé des accès, on prend le remède trois fois de douze heures en douze heures, toujours dans la même dofe. Mais au lieu de mêler les quatre gros de poudre avec du vin, on les unit avec trois œufs frais dont on fait une amelette.

Autre contre la Rage.

33. On prétend que la reine des bois, connue dans les Pharmacies fous le nom

de *Matrifylva*, eft très-bonne contre la morfure des bêtes enragées. La dofe qu'il en faut prendre n'eft pas déterminée; on donne au malade cette plante verte ou fèche dans du lait ou fur du pain avec du beurre, & autant qu'il en faut prendre. On peut auffi lui en faire boire en infufion en guife de thé, deux fois par jour. Ce remède a été communiqué par M. de Sydow de Stolzefel: je n'en garantis pas l'efficacité.

Préfervatif des mauvais effets du Mercure pour les Doreurs.

34. Lorfque les Doreurs ont couvert une pièce de métal de l'amalgame d'or & de mercure qu'ils ont préparé, ils mettent cette pièce fur le feu, afin que le mercure s'évapore & que l'or feul demeure appliqué fur le métal; de peur de perdre ce mercure qui s'anime, ils ont foin de boucher leurs cheminées avec une botte de foin, à laquelle le vif-argent s'attache, & d'où ils le retirent enfuite. On conçoit fans peine que dans cette opération ils refpirent une quantité confidérable de vapeurs mercurielles, qui n'ayant point d'iffue, fe répandent dans la chambre, & on fait combien leurs effets font pernicieux. Car étant une

fois incorporées dans les humeurs, elles ne les abandonnent jamais : elles rendent le Doreur pâle, maigre & décharné, & lui caufent enfin un tremblement auquel on ne peut lui apporter de remède.

Pour fe préferver de ces maux, les Doreurs doivent en premier lieu obferver de travailler dans une chambre où l'air paffe facilement, & où il y ait deux portes oppofées, qu'ils tiendront ouvertes; enfuite ils auront dans leur bouche une pièce d'or de ducat appliquée au palais. Cette pièce attirera à elle le mercure qu'ils refpireront, & elle blanchira. Alors ils la mettront au feu, qui fera évaporer le mercure, & ils la replaceront au même endroit quand elle fera refroidie, ils continueront de la forte auffi long-temps qu'il fera néceffaire, c'eft à dire, tant que l'or blanchira, ce qui empêchera le mercure de s'incorporer dans leurs humeurs & préviendra les incommodités & les maladies qu'il occafionne.

Ceux qui fe fentent affectés du mercure, ou qui craignent les mauvais effets de celui qu'ils ont refpiré, pourront fe débarraffer, finon du tout, du moins de la plus grande partie, par ce moyen facile. Ils feront rougir dans le creuſet quelques feuilles d'or : c'eſt ce qu'on appelle de l'or recuit ; ils avaleront cet or, qui n'étant point diſſoluble, ne fera que paſſer dans le corps ; il attirera à lui chemin faiſant & s'attachera les parties de mercure que les humeurs charoient. Les doreurs ſavent où ils recouvreront leur or, qu'ils reprendront & paſſeront par le feu pour leur ſervir une autre fois. Ainſi ſans peine & ſans danger ils conſerveront leur ſanté & recouvreront celle qu'ils ont perdue.

Remède ſpécifique pour empêcher les Marques de la Petite-Vérole.

35. On prend du ſel commun autant que l'on juge à propos, on le fait pulvériſer, on le met dans un ſac de toile que l'on trempera dans de l'eau de fèves diſtillées. Avec le même ſac rempli de ſel commun pulvériſé & trempé dans cette eau, on lave le viſage aux malades dès le moment que les croûtes des puſtules ſont tombées. Il faut répéter cela de temps en temps.

Remède contre la Dyſſenterie.

36. Prenez une once de verre d'antimoine réduit en poudre, ajoutez un

B iij

gros de cire dans une cuiller de fer, mettez-y la poudre, tenez la cuiller sur un feu doux sans flamme pendant une demi-heure, en remuant le mélange sans discontinuer, retirez la cuiller du feu, pulvérisez la matière que vous trouverez. On le donne de 8 à 12 grains par dose.

Baume excellent pour toutes sortes de Plaies.

37. On fera chauffer une broche ; quand elle est rouge, on la met dans du lard ; on reçoit dans un bassin la graisse qui tombe ; ensuite on la lave huit ou dix fois jusqu'à ce qu'elle devienne aussi blanche que la neige, on en charge des plumaceaux & des morceaux de linge que l'on applique.

Autre pour les Plaies.

38. On prend une fiole au fond de laquelle on met de l'eau forte, on y ajoute de la bonne huile d'olive qui y surnage. Après cela on attache des cloux de maréchaux ou d'autres à des fils que l'on suspend dans l'eau forte, l'huile absorbe les vapeurs qui sortent par l'action de l'eau forte sur le fer, en est pénétrée & s'épaissit en forme de baume, on lève ensuite ce baume que l'on dis-

foud dans l'efprit de vin rectifié en al-
cahol : on les laiffe digérer enfemble
pendant quelque temps , après quoi on
en diftille l'efprit de vin jufqu'à ce que
le baume foit fait.

Remède contre l'effet du Sublimé corrofif.

39. Le fublimé corrofif eft un fel compofé de l'acide marin & du mercure
fublimé enfemble ; c'eft un poifon des
plus violens ; il ronge en peu de temps
le gofier , l'eftomac & les inteftins , &
caufe des douleurs énormes , des con-
vulfions & fouvent une mort prompte.

Le remède fpécifique à ce poifon ,
c'eft tout fel alkali quelconque , foit
fixe, ou volatil, dont il ne faut pas me-
nager la dofe, lorfque quelqu'un a eu
le malheur d'avaler le fublimé corrofif.
L'acide marin ayant beaucoup plus d'af-
finité que les alkalis avec le mercure,
il s'attache aux alkalis, & le mercure
mis en liberté fe précipite. Entre les
alkalis fixes, les principaux font le fel
de tartre, ou fon huile par défaillance,
le fel d'abfynthe & les fels lixíviels
des plantes , notamment du frêne , du
genêt, des tiges de fèves, des farmens
de vigne, &c. Entre les alkalis volatils
les meilleurs remèdes à ce même poifon

B iv

font les abforbans, qui s'attachent également, quoique moins fortement, à
l'acide marin, décompofent le fublimé
& mettent le mercure à nu ; tels font
les yeux & les pattes d'écreviffe, les
coquilles d'œufs, d'huîtres ou les moules, le corail préparé, la craye ordinaire; d'ailleurs la plupart de ces fubf-
tances contiennent encore une efpèce
de gelée propre à lubréfier les inteftins
excariés.

Au défaut des alkalis & des abforbans, il faut recourir aux favons, aux
huiles, aux graiffes. Enfin fi on man-
quoit de tout cela à la fois, on feroit
avaler de l'eau tiède en abondance pour
tâcher d'éteindre ou du moins d'énerver
l'activité de ce poifon.

Liniment très-efficace pour les Dartres les plus rebelles.

40. Prenez gomme tragachante déliée dans de l'eau de plantain une once;
alun, mercure fublimé, de chacun un
gros, mêlez.

Remède domeftique contre le Flux immo-déré des Hémorroïdes.

41. Les payfans font étendre ceux
qui font attaqués de cette maladie, fur

la fumée de la corne du pied d'un cheval, & souvent ils en sont garantis.

Baume interne ou externe de Genièvre.

42. Prenez huile d'olive 3 livres, eau de rose un demi-septier, cire menue demi-livre, térébenthine de Venise une livre, santal rouge en poudre deux onces. Il faut faire bouillir le tout dans un pot de terre neuf avec 3 demi-septiers de vin rouge ; ayant bouilli une demi-heure, vous ôterez le pot du feu & le laisserez refroidir, après quoi vous séparerez le baume d'avec le vin & les poudres qui restent au fond ; on se sert de ce remède non seulement pour toute sorte de blessures, soit qu'elles pénètrent ou qu'elles ne pénètrent point, pour les ulcères gangrénés, rhumatismes & toutes sortes de douleurs, même pour les douleurs internes, comme pleurésie, coliques, maux de tête, en oignant chaudement les parties malades ou en prenant deux gros par la bouche. On s'en sert aussi pour toutes les fièvres malignes.

Remède contre les Aigreurs.

43 Dans les estomacs débiles & paresseux les alimens sont sujets à tourner

B v

en aigre, furtout ceux qui font tirés
des végétaux. On peut, quand cette maladie n'eft point habituelle, prendre 24
grains d'yeux d'écreviffes & 12 grains
de rhubarbe, mêlés enfemble pendant
8 ou 10 jours & fe purger enfuite.

Teinture Mercurielle.

44. On mêle une partie de mercure
avec 4 fois autant de fel ammoniac; tri-
turant bien le mêlange, le laiffant enfuite repofer à l'air dans des vaiffeaux
de verre & le rebroyant de temps en
temps: on obtient par-là une maffe fa-
line & mercurielle, qui mife dans un
matras avec bon efprit de vin, donne,
au moyen d'une chaleur d'abord très-
douce & enfuite pouffée jufqu'à l'ébullition, une teinture légèrement citrine,
& fi chargée de mercure, qu'elle blanchit à l'inftant le cuivre qu'elle touche.
Cette teinture eft très-efficace pour la
guérifon d'une infinité de maladies, auxquelles le mercure fert de remède; on
en a même donné pendant 15 jours une
affez forte dofe, fans qu'elle ait excité
aucune falivation; elle a produit des effets furprenans dans les maladies rebel-
les de la peau, en un mot on peut la
regarder comme un des meilleurs remè-

des de cette efpèce. En fubftituant l'eau commune à l'efprit de vin, on tire de même une diffolution mercurielle; mais celle-ci n'eft propre qu'à être employée extérieurement.

Eau Minérale ferrugineufe artificielle.

45. Le mars mêlé avec la moitié de fon poids de vitriol bleu & un peu d'eau commune, s'échauffe, fe durcit enfuite en une maffe, qu'on laiffe macérer pendant 8 jours à la cour; après l'avoir broyé au bout de ce temps, on la fèche & on l'arrofe alternativement avec de l'eau, jufqu'à ce qu'elle ait une belle couleur de favon de mars; on broye pour lors le tout dans un mortier en y verfant de l'eau, tant que cette eau en tire une teinture de rouille, & on ceffe d'en mettre, lorfqu'elle eft fort claire. Cette eau rouillée étant filtrée, eft une liqueur affez chargée de mars, pour que 30 ou 40 gouttes mifes dans une pinte d'eau, faffent une excellente eau minérale ferrugineufe. On a employé au même ufage le fel marin, le nitre & le fel ammoniac: on a obtenu par le moyen de ce dernier, un fel jaune auquel l'efprit de vin enlève fa couleur en s'en chargeant lui-même, il eft d'une faveur ftiptique &

B vj

amère, & a la propriété de donner par
son mélange avec la noix de galle, une
assez belle couleur de bleu foncé. Cette
teinture & celle que l'on tire par le
moyen des autres sels dont nous venons
de parler, sont très-douces & peuvent
être employées avec succès dans toutes
les maladies où l'on est dans le cas d'employer les préparations martielles.

Boule Vulnéraire simple.

46. Prenez parties égales de limaille
de fer & de tartre blanc pulvérisé, faites-en une pâte molle, & laissez la matière en digestion au soleil durant l'été,
la remuant de temps en temps, jusqu'à
ce que le tout soit entièrement dessé-
ché ; remettez la masse en poudre ; détrempez-la ensuite avec du vin, faites-
la digérer de nouveau & puis dessécher.
Réitérez les opérations jusqu'à ce que
vous ne vous apperceviez plus des grains
de limailles, & que le tout se mette
en poudre très-fine. Formez avec de
l'eau-de-vie des boules, que vous laisserez sécher à l'air & se durcir.

On fait tremper quelque temps cette
pierre dans le vin, l'eau-de-vie ou l'u-
rine, & on lave avec cette dissolution
les plaies simples, ou bien on en séringue

dedans; quelquefois même on répand
fur la plaie de la pierre même réduite
en poudre, pour arrêter les hémorragies & on applique deffus des compreffes
trempées dans la même diffolution qu'on
renouvelle de 24 en 24 heures; on fait
la même chofe pour les ulcères, qu'elle
deffèche & cicatrife très-promptement.

Pierre Vulnéraire compofée.

47. Prenez limailles de fer & pierre
hématite pulvérifée de chacune 3 onces,
crême de tartre 6 onces, faites-en une
pâte avec le vin, que vous ferez digérer & fécher comme la boule vulnéraire
fimple; réitérez les digeftions & les ex-
ficcations jufqu'à ce qu'on n'apperçoive
plus de fer. Alors mettez votre pâte
fèche en poudre fort fubtile; mêlez-y
exactement du maftic en larmes, & du
fafran bien pulvérifé de chacun une
demi-once. Faites diffoudre dans le vin
une once d'aloës & autant de myrrhe;
arrofez vos poudres de cette diffolution,
& verfez par deffus du vin à la hauteur
de 4 doigts. Laiffez le tout en digeftion,
remuant de temps en temps, puis évaporez la liqueur jufqu'à ficcité. Remettez la pâte en poudre, humectez-la
avec l'eau de vie, & en formez des

boules que vous ferez fécher pour garder.

Dans ces pierres le tartre divife le fer & la pierre hématite qui eft elle-même un fer ouvert. La partie fulfureufe du vin raréfie le bitume du fer & le rend par là plus en état de confolider les plaies & de les refermer. Les gommes & les réfines qu'on y joint, ne peuvent encore qu'étendre ce bitume du fer, & augmenter la vertu balfamique de cette pierre par la leur propre.

Recette contre la Phthyfie commençante.

48. On met dans 3 pintes d'eau avec une fraifure de veau, un poulet qu'on remplit de jujubes, de febeftes, de raifins fecs & d'une petite poignée d'orge; on recout le poulet; lorfque le tout eft réduit à 3 demi-feptiers, on y met une petite poignée de pulmonaire; après quelques bouillons on paffe le tout & on y met deux onces de fucre candi. On divife en trois portions, qu'on prend d'heure en heure & on répète la même dofe pendant cinq ou fix jours.

Remède contre les Hémorroïdes.

49. Henri de Heers rapporte un fecret qu'il avoit appris d'un Berger de Chartres, & dont il avoit fait plufieurs

expériences : Euffiez-vous la douleur la
plus cruelle des hémorroïdes, dit-il,
vous n'avez qu'à prendre un peu de
fcrophulaire, foit de la racine, foit des
feuilles dans vos alimens ou dans votre
boiffon, vous ferez auffitôt délivré de
votre douleur ; il n'importe qu'on prenne
la plante en fubftance verte ou fèche,
ou fa décoction.

Remède contre l'Hydropyfie.

50. Il faut prendre un oignon de Scille
(racine qui vient des côtes de Portugal)
le peler, faire avec de la farine & de
l'eau, une pâte, où l'on renferme cet
oignon, le mettre dans un four moins
ardent que celui des Boulangers, l'y laiffer pendant neuf à 10 heures, le retirer
enfuite, & après en avoir ôté la croûte, le
couper en quatre morceaux fans le féparer, le mettre enfuite dans un pot de terre
bien verniffé en dedans, avec autant de
pintes de bon vin blanc, que l'oignon
pèfe de livres. Il faut que le couvercle du
pot foit bien jufte, & même l'entourer
de pâte, pour que l'air ne s'y introduife
pas. On met ainfi l'oignon de Scille infufer pendant 12 heures fur de la cendre,
dont la chaleur foit affez modérée, pour
qu'il ne bouille pas. On le retire après

cela, & on le preſſe dans un linge net de leſcive, ſur le vin. Cette liqueur ſe met enſuite en bouteilles, & pourvu qu'elle ſoit bien bouchée, elle ſe conſerve long-temps. Le malade en prend quatre fois par jour de trois heures en trois heures, une cuillerée & demie ou deux le matin à jeun; trois heures après deux cuillerées, & deux autres doſes dans la journée, d'une cuillerée chacune. On peut entre chaque priſe, donner au malade une taſſe de bon bouillon de viandes ordinaires. Il peut même, le ſoir, manger de la ſoupe; mais s'il en mange dans la journée, il laiſſe paſſer quelques heures après la ſoupe, ſans prendre du remède, de peur qu'il ne l'excite à vomir. Ce remède, très-apéritif, ſe continue pluſieurs jours, pendant leſquels le malade doit faire un exercice modéré dans ſa chambre, en ſe promenant.

Bière Lithontrique.

51. Le ſuc de bouleau qui en contient le ſel eſſentiel, n'eſt pas moins utile aux calculeux, qu'aux hydropiques. Le docteur Aſſuerus Bayngk faiſoit entrer ordinairement ce ſuc avec les eaux de ſerpolet & de mûres de Norwège, dans les potions qu'il preſcrivoit contre les co-

liques néphrétiques. On peut en préparant de la bière, y mettre aussi du suc de bouleau, & l'on aura une bière d'un excellent usage contre la même maladie. Le docteur Pierre Resenius en faisoit journellement l'épreuve sur lui-même; mais le moyen le plus sûr pour avoir une bière excellente contre le calcul, c'est de la faire avec du malt d'avoine, dont les Anglois exaltent beaucoup les vertus diurétiques, & d'y faire entrer le suc de bouleau & les semences de carotte.

Moyen facile & peu dispendieux, de se garantir pour toujours des Maux de Dents & des Fluxions.

52. Tous les matins, après s'être lavé la bouche, comme la propreté & même la santé l'exigent, il faut se la rincer avec une cuillerée à café de bonne eau-de-vie de lavande, à laquelle, si l'on veut, on ajoute autant d'eau chaude ou d'eau froide, ou pour en diminuer l'activité.

Spécifique contre la Piqûre des Guêpes.

53. Prenez fleurs de plantain, pilez-les & exprimez-en le jus, on met dans ce suc tout froid, une compresse que l'on applique souvent à la partie blessée.

Remède contre l'Hémoptyfie.

54. Prenez une décoction très-forte de chiendent, verfez-la toute bouillante fur une décoction de millefeuille. Décantez la liqueur & mettez fur deux livres de cette décoction, une once ou deux de quinquina; laiffez en infufion pendant douze heures, & lorfque vous l'aurez paffée, ajoutez-y autant de miel ou d'oximel qu'il en faut, & donnez ce remède par cuillerées.

Remède contre la Jauniffe.

55. Prenez un gros de rapure d'ivoire, un fcrupule de rhubarbe, fix à huit gouttes d'efprit de nitre, faites-en une poudre très-fine, dont vous donnerez la moitié le matin & l'autre le foir. Il faut continuer ce remède quelques jours de fuite: on pourroit y ajouter une tifane de polipode de chêne.

Sirop du duc de Liria pour la Poitrine.

56. Prenez l'intérieur du bois de gayac, fmilax piquant, de racine de fapin, gui de chêne, de chacun une once; rapure d'ivoire, de corne de cerf, fantal rouge, de chacun deux gros; orge mondé, fleurs cordiales, de chacune une pincée. Faites du tout une décoction dans

fix livres d'eau de fontaine, ayant foin de bien couvrir le pot, jufqu'à la confommation de la moitié. Il faut alors la retirer du feu ; & la laiffer infufer pendant l'efpace de dix-huit heures, après quoi on paffera la décoction à travers d'un linge, ajoutant une fuffifante quantité de fucre très-blanc, pour faire un firop cuit dans une parfaite confiftance.

Remède de l'évêque de Luçon, contre le Rhume.

57. Une rôtie à l'huile le foir pour tout fouper, eft un remède auffi efficace qu'il eft fimple ; il faut le réitérer plufieurs jours de fuite.

Remède contre les Hémorragies.

58. Prenez de l'alun cru, autant que vous jugerez à propos, du lacque en grain, tant qu'il en faut pour donner une couleur de chair à l'alun, foufflez de cette poudre dans le nez avec un tuyau, où appliquez-en fur les autres parties qui faignent.

Remède contre les Accouchemens difficiles.

59. On prend des feuilles de laurier de l'année; on les pulvérife & on en mêle quelques cuillerées avec de l'huile

ou de l'eau de la Reine, pour en faire un onguent qu'on étend sur un linge en l'appliquant sur le nombril ; on peut, au lieu de feuilles de laurier, prendre les bayes.

Recette d'un Élixir de longue Vie.

60. Cette Recette a été trouvée dans les papiers du docteur Yernest, médecin Suédois, mort à l'âge de 104 ans, d'une chute de cheval. Ce secret étoit dans sa famille depuis plusieurs siècles. Son aïeule a vécu 130 ans, sa mère 107 ans & son père 112, par l'usage journalier de cet Elixir. Ils en prenoient 7 à 8 gouttes matin & soir dans le double de vin rouge, de thé ou du bouillon. Il est composé d'une once, un gros d'aloës succotrin, d'autant de zédoaire, d'agaric blanc, de gentiane, de safran du Levant, de rhubarbe, de thériaque de Venise ; mettez en poudre & passez au tamis les six premières drogues, après quoi mettez-les dans une bouteille de gros verre avec la thériaque, jetez dessus une pinte de bonne eau-de-vie ; bouchez bien cette bouteille d'un parchemin mouillé ; quand il sera sec, piquez-le de plusieurs troux d'épingle, mettez la bouteille à l'ombre pendant 9 jours,

ayez foin de la bien remuer matin & foir, le dixième jour, fans remuer la bouteille, coulez doucement l'infufion dans une autre, tant qu'elle fortira claire & bouchez bien avec du linge cette colature ; enfuite mettez fur vos drogues une feconde pinte d'eau-de-vie, que vous y laifferez encore pendant neuf jours bien bouchée comme l'autre & remuez-les de même. On coulera auffi au dixième jour, & quand on s'appercevra que la liqueur fe brouillera, on mettra du coton dans l'entonnoir, & on la filtrera à plufieurs reprifes, s'il le faut, pour l'avoir claire. On aura attention de mettre un linge fur l'entonnoir, afin que la liqueur ne s'évapore point. On mettra les deux infufions enfemble & on les ferrera dans des bouteilles bien bouchées. On pourra s'en fervir dès le premier jour. Les dofes, fuivant les accidens, font une cuillerée à foupe pour les maux de cœur, deux cuillerées dans quatre de thé, pour les indigeftions ; deux cuillerées, pour l'ivreffe ; trois pour les paroximes de la goutte, furtout quand elle remonte ; deux dans quatre d'eau-de-vie, pour coliques d'entrailles & les venteufes, une cuillerée à café pendant huit jours, pour les vers, autant dans du

vin blanc pendant un mois, pour l'hydropifie, pour la fuppreffion des mois,
pendant trois jours confécutifs ; une
cuillerée à jeun dans trois de vin rouge,
en fe promenant une demi-heure avant
de déjeûner pour les fièvres intermittentes ; une cuillerée prife avant les friffons,
& s'il ne guérit pas au premier & au
fecond, il guérira immanquablement au
troifième. Pour purger en forme, trois
cuillerées pour les robuftes & deux pour
les femmes quatre heures après un léger
fouper. L'ufage journalier qu'on peut
en faire eft de fept gouttes pour les femmes, & de neuf pour les hommes ; un
vieillard en prend en outre une cuillerée
tous les huit jours, &c. en mettant une
pinte de bon vin blanc fur le marc refté
dans la bouteille, après que l'Elixir eft
fait ; le laiffant infufer pendant un mois,
en remuant la bouteille deux fois par
jour. Il eft excellent pour les coliques
des chevaux, vaches, &c. en leur faifant boire roquille à la fois.

Recette contre la Goutte.

61. Le meilleur remède contre la
goutte, eft l'ufage du quinquina dans du
vin rouge, pendant quelques jours jufqu'à guérifon.

Remède contre le Cancer.

62. Ce remède n'est autre chose que *l'illecebra*; on fait avec le suc de cette plante & l'huile d'olive une espèce d'onguent. On applique de cet onguent sur la partie cancereuse, il y cause d'abord des douleurs très-vives, mais elles diminuent & cessent ensuite après un usage réitéré.

Remède contre la Goutte & les douleurs de Rhumatisme.

63. Prenez un poids égal de racines d'aristoloche & de gentiane, pareille quantité de semences de chamædrys, de chamæpitys & de petite centaurée, pulvérisez le tout, tamisez-le aussi fin qu'il est possible, & mêlez-le bien ensemble. Faites usage tous les matins à jeun, d'un gros de cette poudre dans une tasse d'eau, de vin, de bouillon ou de thé; demeurez encore une heure & demie à jeun, après l'avoir prise; continuez ainsi pendant trois mois sans interruption, s'il se peut : réduisez ensuite la dose à $\frac{3}{4}$ de gros pendant trois autres mois, ensuite à un demi-gros pendant six mois, la prenant régulièrement tous les matins. Après la première

année, il suffira de prendre un demi-
gros de deux jours l'un ; ce remède opé-
rera infailliblement ; on ne doit point se
décourager, si l'on n'en reçoit pas d'abord
de soulagement, il travaille lentement,
mais sûrement, il peut se passer deux
ans avant qu'on s'apperçoive de quelque changement confidérable.

Remède contre l'Afthme.

64. Prenez six gros de sené, une demi-once de fleurs de soufre, deux gros
de gingembre, un demi-gros de safran,
mettez le tout en poudre, & mêlez-y
quatre onces de miel ; prenez-en gros
comme une noix muscade matin & soir.

Remède contre la Fièvre Intermittente.

65. Prenez deux onces de quinquina
mis en poudre très-fine, mettez-les dans
une pinte d'eau-de-vie, ajoutez-y vingt-
quatre grains pesant de cochenille bien
battue ; mêlez le tout & prenez-en un
petit verre plein, trois heures après,
faites-en autant, & continuez toutes les
six heures, jufqu'à ce que vous ayez
tout pris ; secouez bien la bouteille avant
de verser votre remède. Si on a une fièvre invétérée, on fera bien d'en prendre
une autre bouteille.

Remède

Remède infaillible pour guérir de l'Hydro-
phobie ou de la Rage.

66. *Composition.* Une poignée de rue, une poignée de racines de Cinorrhodon ou Rosier sauvage, une poignée de sauge ordinaire ; six racines de scorsonère, quatre gousses d'ail, une poignée de sel ; mettez & concassez le tout ensemble dans un pot neuf de terre ; fermez-le hémétiquement ; faites l'infuser dans une pinte de vin blanc, mesure de Paris, pendant vingt-quatre heures ; l'infusion faite, tirez la liqueur au clair & conservez dans une bouteille bien bouchée.

Doses & usages. Tous les matins à jeun, on prendra un grand verre de cette liqueur froide pendant 10 jours ; & au delà de 10, autant de jours qu'il y aura qu'on a été mordu avant l'usage de ce remède ; on lavera bien la plaie avec de l'eau salée, & on appliquera dessus les drogues qui ont servi à faire le remède ; si la blessure est grande, on la fera panser par un Chirurgien qui prendra soin de la faire suppurer abondamment & long-temps. On peut préparer ce remède dans du lait ou dans toute autre liqueur pour les animaux qui refuseroient de le prendre fait avec le vin.

C

Électuaire anti - Hydrophobique de M.
Baudot.

67. Prenez seconde écorce de frène,
fleurs de grand houx , de myrthe , de
romarin , de serpolet , racines de scorsonère , racines & feuilles de bouillon
blanc , de sauge & de plantain , parties
égales : faites-les sécher & brûler, tami-
sez la cendre , & ajoutez par once de
cendres deux gros de poudre d'écrevisses calcinées & une demi-once de poudre
d'écailles d'huîtres aussi calcinées ; mêlez
le tout exactement & faites-en un électuaire avec l'extrait de rue. M. Baudot prescrit intérieurement ce remède
pendant quatre ou cinq jours de suite,
le matin à jeun , à la dose de deux scrupules , & pendant ce temps , il fait faire
des frictions mercurielles sur les parties
blessées pendant sept ou huit jours , il
purge le malade le dixième jour & pendant seize autres jours de suite , il lui
fait prendre de deux jours l'un avant
l'heure du sommeil , une pilule de deux
grains de panacée mercurielle.

Remède contre l'Ozène.

68. Prenez de la litharge de plomb
brûlé , de la ceruse , de la pierre cala-
minaire de chacune deux gros. Après

les avoir réduites en poudre subtile, mettez-les ensemble dans un mortier ; continuez, en y ajoutant succeſſivement une cuillerée d'huile roſat, de ſuc de morelle & de joubarbe juſqu'à ce que le tout ait pris la conſiſtance d'un onguent ; on enduira une tente de cet onguent, & on le portera dans le nez, ce qu'on renouvelera trois fois le jour.

Lorſque l'ulcère ſera bien détergé, on pourra faire quelques infuſions avec l'eau de Barège, & on tâchera de le deſſécher avec du pompholix, auquel on ajoutera une demi-partie de plomb brûlé ; on fera prendre les remèdes généraux & anti-vénériens.

Liniment anti-Scorbutique de Morat.

69. Dans le ſcorbut invétéré, les jambes, les cuiſſes & quelquefois même pluſieurs autres parties, ſont marquées de taches rouges, livides ou noires, plus ou moins grandes & plus ou moins nombreuſes ; quelquefois même en ſecouant le doigt, l'on ſent ſous la peau des duretés & des carnoſités indolentes. Pour remédier à ces accidens, le ſieur Moret ſe ſervoit d'une eſpèce de liniment, préparé comme il ſuit : Prenez du ſavon noir ſix onces, du camphre

pulvérifé, deux onces, du fel ammoniac en poudre, trois onces, de l'eau-de-
vie une pinte, faites fondre les drogues enfemble fur le feu, en les remuant
long-temps. Quand on veut fe fervir de
ce remède, on en prend deux ou trois
cuillerées que l'on fait légèrement tiédir,
& l'on en frotte les endroits tachés &
les duretés, jufqu'à ce que la liqueur fèche fous la main; on peut réitérer cette
efpèce de friction plufieurs fois le jour.

Propriétés des Cendres pour faire revivre les Noyés.

70. Rien n'eft meilleur pour faire
revivre des noyés, que de les envelopper tous entiers dans des cendres de
végétaux; à défaut de cendres, on peut
y fuppléer par du fel marin, dont on
couvrira entièrement le corps du noyé.

Spécifique de M. Leautand, contre le Charbon.

71. Prenez de l'une des trois ef-
pèces de vitriol, mettez-en la quantité que vous voudrez en poudre,
mêlez de cette poudre avec le jaune
d'un œuf frais, pour en faire une pâte qui
puiffe tenir fans couler, fur de la charpie ou de la filaffe; appliquez de cette

pâte sur le charbon, autant qu'il en faut pour le couvrir : mettez de la charpie par-dessus, ou chargez-en un plumaceau que vous placerez sur le charbon; fixez-le avec un emplâtre & des compresses : assujetissez le tout avec un bandage convenable à la partie affectée, afin que la pâte ne quitte pas la place qu'occupe le point charbonneux. Une seule application suffit ordinairement pour fixer le mal, en faisant une escarre; si cela n'arrive pas, ce qu'on connoît au gonflement, à la tension de la partie & à l'obstination des accidens, on fait une seconde application, huit ou dix heures après, il est rare qu'on soit obligé d'en venir à une troisième. Ce remède excite une escarre dont on procure la chute avec l'onguent basilic; l'escarre tombée, on panse l'ulcère avec l'onguent qui suit.

Prenez huile d'olive, graisse de cochon mâle, graisse de mouton & cire neuve, de chaque quatre onces; fleurs & feuilles de romarin, en tout une poignée : il faut les réduire en poudre fine, avec une ou deux feuilles de tabac qu'on réduira aussi en poudre, jaunes d'œufs frais, au nombre de deux, faites bouillir le tout dans une quantité médiocre de bon vin rouge, jusqu'à la consomption du vin. On suit la même méthode pour tous les petits charbons qui succèdent quelquefois, ou qui accompagnent le charbon principal.

Lorsque le charbon est accompagné d'une inflammation considérable, on fomente la partie avec un mêlange de dix parties d'eau de scabieuse, une d'eau-de-vie, du blanc de deux œufs, & d'une petite pierre d'alun de roche : on agite le tout ensemble dans un vaisseau convenable, jusqu'à ce qu'il se forme en écume : on en imbibe des compresses dont on enveloppe la partie en les appliquant par dessus les plumaceaux & emplâtres mentionnés ci-dessus.

Bol abstergent & consolidant contre la Vomique.

72. Prenez conserve de roses rouges une once, baume de Leucatel deux gros, gomme de genièvre & mastic de chacun un scrupule, sirop de guimauve suffisante quantité, faites un bol abstergent & consolidant à continuer pendant long-temps.

Nouveau Remède contre les Fièvres Intermittentes.

73. Prenez du café torréfié & passé par le moulin ordinaire, la quantité suffisante

pour deux tasses, c'est à dire environ
six gros, que vous ferez bouillir dans
une seule tasse d'eau commune, jusqu'à
la consomption de la moitié ; versez ensuite cette décoction par inclinaison,
dans une tasse à café, ou un gobelet ordinaire, qui se trouvera à demi-plein ; exprimez du jus de citron ou de limon,
jusqu'à ce que la tasse ou le gobelet soit
rempli ; mêlez le tout & faites-le boire au
malade chaudement le jour de l'intermission, le matin à jeun, cela se peut,
ou à une heure convenable pour que le
remède ne trouve pas l'estomac occupé
à la digestion des alimens : une heure
après le malade prend un bouillon, &
il reste tranquille dans son lit le reste de
la journée, se tenant à une diète légère.

Remède contre la Rage.

74. Prenez nitre dépuré une once,
myrrhe choisie une demi-once, verveine
à fleurs bleues, une poignée, dents de
cerf, deux onces, sel commun deux
gros, herbe de mouron rouge avec sa
fleur, qui commence à venir en semence, cueillie au mois de juin, quatre
onces & deux gros, mêlez le tout &
faites-en une poudre très-fine. Voici la
manière de s'en servir.

C iv

Si un homme eſt mordu d'un chien ou d'une bête enragée, on lui donne un demi-gros de cette poudre ; on répète trois fois en vingt-quatre heures, & on le fait jeûner chaque fois après l'avoir pris, pendant une heure. Si c'eſt un animal qui a été mordu, il faut lui donner un gros chaque fois, & pareillement trois fois en vingt-quatre heures. La bleſſure doit être bien lavée & nettoyée avec de l'eau de fontaine, & il faut prendre garde qu'elle ne ſe ferme pas trop tôt, afin que le venin en puiſſe mieux ſortir. Si vous voulez être aſſuré que le venin ſoit bien ſorti de la bleſſure, prenez une mie de pain, trempez-la dans la bleſſure, afin qu'elle en devienne humide ; faites-la avaler par une poule ou un pigeon ; s'il en meure, on n'oſe pas permettre que la bleſſure ſe referme, ſinon on peut la laiſſer refermer. Si la bleſſure a été bien forte, il faudra alors la faire rouvrir à l'aide du ſcarificateur. Un an après, préciſément au même temps que l'homme a été mordu, il lui faut faire prendre de cette poudre, comme on a dit ci-devant. Ce remède a réuſſi en Franconie.

Autre Remède souverain & efficace contre la Rage, pour les personnes mordues par des Loups ou des Chiens enragés.

75. Prenez une poignée de rue, une poignée de pâquerette de pré, racines & feuilles, une poignée de sommités de ronces, dont il faut ôter la première écorce, une poignée d'absynthes, deux blancs de poireaux, deux gousses d'ail. Pilez le tout ensemble, mettez-le dans un pot & jetez-y une cuillerée de gros sel, & un verre de vinaigre de vin ; faites infuser le tout sur la cendre chaude, ensuite pressez-le dans un linge pour en exprimer le jus qu'on partagera en trois portions égales, dont on en fera prendre une le matin à jeun à la personne mordue : on la fera ensuite courir jusqu'à ce qu'elle ait bien chaud, après quoi on la couchera bien chaudement & l'on continuera ainsi pendant trois jours de suite, pour consommer les trois portions ; il faut avoir soin de mettre le marc des herbes sur la plaie.

Remède familier contre l'Hydropisie.

76. Prenez des feuilles de pin une livre, faites-les bouillir dans une pinte d'eau l'espace de trois heures, filtrez la

C v

décoction & prenez-en tous les matins la huitième partie, au bout de huit jours faites une nouvelle décoction que vous prendrez de même.

Moyen pour remettre de la Fatigue après de longues Marches.

77. Il faut frotter les pieds & les jambes avec un morceau de flanelle ou quelqu'autre étoffe de laine bien sèche, ensuite on les lave dans de l'eau tiède où il y a une once de poudre à canon diffoute.

Préparation d'un Remède contre la Gravelle, nommé Lythontripticum Tulpii.

78. Prenez un gros de cantharides sans aîles, & un gros de petite cardamomum sans les coques : pulvérisez-les & versez dessus une once d'esprit de vin rectifié, & une demi-once d'esprit de nitre ; laissez-les en infusion froide pendant cinq ou six jours, en les remuant de temps en temps. Il ne faut pas boucher exactement la fiole, car elle se casseroit par la fermentation continuelle qui s'y fait, on en prend depuis 4 jusqu'à quinze ou vingt gouttes dans un verre d'eau ou de vin, le matin une heure après avoir pris un bouillon, & l'on continue d'en prendre trois ou quatre jours de suite.

Il faut uſer de beaucoup de circonſ-
pection dans ce remède, ſans cela on
court les riſques de ſe cauſer un piſſe-
ment de ſang.

Remède éprouvé pour la parfaite guériſon des Cors aux pieds.

79. Faites cuire une gouſſe d'ail dans
la braiſe ou la cendre chaude ; appli-
quez-la enſuite ſur les cors en l'y aſſu-
jetiſſant, & en vous mettant au lit : il
faut en ſuſpendre l'effet, lorſqu'on ſe
chauffe, parce qu'autrement l'ail ſe trou-
vant comprimé feroit enfler le pied &
peut-être y cauſeroit de l'inflammation,
il eſt bon de renouveler ce cauſtique
3 fois dans les 24 heures.

Remède éprouvé contre les Rétentions d'Urine.

80. Il faut prendre ſix poireaux (ceux
qui n'ont pas encore été replantés ont
plus de vertus) que l'on accommode
comme pour mettre au pot ; on les met
cuire à très-petit feu dans un pot de
terre neuf, rempli de ſuffiſante quantité
de bonne huile d'olive ; lorſque les poireaux ſont bien cuits, on les étend ſur
des étoupes & on les applique ainſi en
forme de cataplaſme ſur le bas ventre

du malade le plus chaudement qu'il peut le souffrir.

Remède des Groenlandois contre le Scorbut.

81. Ils font cuire dans une tisane d'orge ou d'avoine de la viande fraîche soit de rennes ou de quelques oiseaux de proie ; ils font ensuite confire du cochléaria & de l'oseille dans le bouillon de ces viandes ; c'est un excellent aliment médicamenteux, qui tient le ventre libre, qui évacue les humeurs putrides, comme si on avoit pris un purgatif, & qui rétablit en peu de temps des malades qui étoient à l'extrêmité.

Remède contre les Vers.

82. On fait infuser des fleurs de millepertuis dans de l'esprit de vin, & on donne cette teinture dans quelque liqueur appropriée. Matthiole dit qu'une cuillerée de l'huile tirée de la semence & des fleurs de cette plante tue les vers. Paracelse avoue qu'il suffit d'appliquer le millepertuis sur un endroit du ventre où il y a des vers, pour les faire changer de place.

Remède contre les Hémorroïdes fluentes.

83. Il ne s'agit, pour guérir cette ma-

ladie, que de manger des graines de pommes de grenade.

Pomade contre la Galle.

84. Prenez huile d'olive une once, cire blanche une demi-once, ceruse un gros & demi, sublimé corrosif, vitriol blanc & alun de chacun un gros; on fera fondre la cire dans l'huile sur un feu doux dans un bassin de terre ver-nissé; la cire fondue, on y ajoutera les 4 autres drogues qu'on aura mis en poudre très-fine dans un mortier de fer, verre ou de marbre, surtout le sublimé, ayant soin d'agiter ce mélange jusqu'à ce qu'il soit froid.

On partage le tout en 5 parties égales, on s'en frotte légèrement le corps le soir en se couchant, à l'exception de l'aîne & des parties, de l'un & de l'autre sexe, pendant 5 jours de suite, observant de garder les mêmes linges pendant 8 jours. Après ce temps on changera tous les linges & habits qui ont touché la peau.

Huile excellente pour les Plaies.

85. Mettez dans deux livres de la meilleure huile d'olive deux livres de sucre fin réduit en poudre, remuez bien le tout avec une spatule de bois dans

un vaſe de cuivre, ou de terre, avant
de le mettre ſur le feu, qui d'abord
doit être léger. Quand le ſucre ſera fondu, doublez le feu, & pendant que
l'huile bout à petits bouillons, re-
muez-la ſans diſcontinuer. Environ au
bout d'une heure & demie il ſe formera
ſur l'huile des bouillons ou des cloches,
& alors vous augmenterez le feu, pour
que l'huile bouille encore plus fort ; in-
ſenſiblement il s'y formera de groſſes
cloches ou des bouillons de couleur
brune, qui deviendront enſuite d'un
rouge foncé ou rembruni, puis toutes
rouges ; le caramel ſe formera, & quoique l'on remue continuellement, il s'attachera au fond du baſſin. C'eſt alors
que l'huile eſt cuite, mais on peut ſans
inconvénient la laiſſer, en remuant toujours, un demi-quart-d'heure de plus ſur
le feu, elle ne s'en gardera que mieux.
Cette huile balſamique eſt bonne pour
toutes les plaies & principalement pour
les plaies récentes : il faut qu'elle ſoit
très-chaude pour s'en ſervir ; après en
avoir bien baſſiné la plaie, on en imbibe une compreſſe qu'on met deſſus,
elle n'eſt pas moins ſouveraine pour les
contuſions & les bleſſures.

Remède pour guérir la Surdité.

86. Mettez une cuillerée ordinaire de
fel gris dans environ une chopine d'eau
de fontaine ; laiffez-l'y 24 heures, ayant
foin de remuer de temps en temps la
bouteille ; mettez une cuillerée à thé de
cette eau dans l'oreille malade en vous
couchant, pendant fept à huit jours,
obfervant de vous coucher du côté oppofé & foyez fûr de guérir.

Remède familier contre les Coups de Soleil.

87. Quand on fe fent frappé d'un coup
de foleil, il faut, le plutôt qu'il eft poffible, tâter avec le doigt l'endroit où la
douleur fe fait fentir le plus vivement,
faire rafer les cheveux fur cet endroit,
& y appliquer une bouteille pleine d'eau
fraîche avec affez d'adreffe pour que l'eau
dont elle eft pleine à deux ou trois doigts
près, ne s'écoule pas ; on tient la bouteille
ainfi pofée, jufqu'à ce qu'on s'apperçoive
que l'eau commence à frémir & même à
s'élever comme fi elle étoit fur le feu ; alors
on fubftitue promptement une feconde
bouteille pleine d'eau comme la première, & on continue d'en fubftituer de nouvelles, jufqu'à ce que l'eau ne contracte
plus de chaleur ni de mouvement, &

pour lors le malade eſt entièrement guéri & hors de tout danger. Ce remède eſt ſimple & aiſé.

Remède contre les Panaris.

88. On charge d'une bonne couche d'onguent napolitain compoſé à parties égales de mercure avec la terébenthine de Veniſe, un petit morceau de peau, dont on couvre le panaris, & on enveloppe le doigt d'une compreſſe en huit ou dix doubles. On lève cet appareil toutes les 24 heures & on remet une nouvelle doſe d'onguent ſans changer ni la peau ni la compreſſe.

Autre au même ſujet.

89. Il faut faire une bouillie avec du vinaigre & de la farine, & lorſqu'elle eſt bien cuite, la laiſſer refroidir, en couvrir enſuite le panaris. Il faut envelopper le doigt avec un linge & renouveler l'appareil tous les jours juſqu'à l'entière guériſon.

Remède qu'on regarde comme ſouverain contre la Dyſſenterie.

90. Prenez deux gros de rhubarbe, la groſſeur d'une noix de thériaque, double quantité de conſerve de roſes, deux

cuillerées d'eau de canelle doublement distillée; mêlez le tout ensemble & prenez-en le tiers en vous couchant. Continuez ce remède jufqu'à parfaite guérifon, en obfervant de vous tenir chaudement & de ne manger pendant ce temps, ni lard, ni poiffon; fi vous êtes en état de fupporter un vomitif, il faut commencer à en prendre un d'hypecacuana.

Remède contre la Brûlure.

91. On prend des vers de terre, dont on peut ramaffer à l'inftant une grande quantité en enfonçant un piquet dans la terre, où il y a de cés infectes & en l'agitant un peu : les vers de terre fortiront, pour ainfi dire auffitôt, & ramperont autour du piquet, il faut enfoncer le piquet à peu près d'un pied en terre. On frit ces vers de terre dans du beurre frais & les ayant bien frits, on en exprimera un onguent dont on oint les parties brûlées.

Remède contre les maux d'Eſtomac.

92. Éventrez une carpe, prenez-en le fiel, que vous détremperez dans une cuiller à bouche avec un peu d'eau ou de bouillon, avalez ce breuvage, prenez

par-deſſus une cuillerée de bouillon & vous vous ſentirez à l'inſtant ſoulagé & guéri radicalement des maux d'eſtomac de quelque nature & quelques invétérés qu'ils ſoient.

Pilules d'Helvetius contre les Hémorragies, principalement pour les Pertes.

93. Prenez deux onces d'alun de roche, ſoit blanc, ſoit rougeâtre & qui ſoit purifié, mettez-le en poudre & faites-le ſondre dans un vaiſſeau ; alors vous y ajouterez une demi-once de ſang de dragon pulvériſé & le mêlerez bien; ôtez-le du feu, en le remuant toujours, juſqu'à ce que vous le voyiez en conſiſtance de pâte molle.

Faites-en des pilules de la groſſeur d'un gros, ou d'un petit pois; & parce que, pendant qu'on les fait, le mélange ſe durcit à meſure qu'il ſe refroidit, on le rechauffe de nouveau, quand il eſt devenu trop dur, & on le remet ainſi au degré de conſiſtance néceſſaire, juſqu'à ce qu'on ait achevé de mettre toute la maſſe en pilules. Dans les cas preſſans on pourra ſe ſervir de l'alun de roche tout ſimple, choiſir le plus beau qu'on pourra trouver, & en former des pilules de la même groſſeur avec une pointe de

couteau. La dose est d'un demi-gros,
que l'on diminuera à proportion de l'âge,
on les prend à toute heure, & on les
enveloppe dans du pain à chanter, on
fait boire à la malade immédiatement
par dessus un verre de tisane contre
les hémorragies, on lui réitère un quart-
d'heure après un verre de la même boisson ; les pilules se prennent de quatre
heures en quatre heures, & si l'hémorragie est violente, de deux heures en
deux heures.

Tisane contre les Hémorragies, pour pren-
dre par dessus les Pilules d'alun ou
d'Helvetius.

94. Prenez des feuilles de lierre ter-
restre, de pervenche, de bourse à pasteur, de queues de renard, de plantain
& d'orties piquantes, de chacune une
demi-poignée, de fleurs d'hypericum le
quart d'une poignée, le tout bien net-
toyé, épluché, lavé & coupé menu,
faites-le bouillir dans 2 pintes d'eau réduites à 3 chopines ; en retirant le co-
quemar du feu, ajoutez-y un peu de
réglisse, passez la tisane & la gardez dans
des bouteilles de verre.

Opiate contre les Pertes de Sang invétérées.

95. Prenez alun de roche, fang de dragon & graine de plantain ou du thaliĉron, ou d'argentine, de chacun deux gros ; bol d'Arménie, terre figillée, corail rouge de chacun un gros, poudre de corail anodin un gros : mêlez le tout enfemble & le réduifez en poudre fubtile, que vous incorporerez dans deux onces de conferve de Kynorrhodon ; ou de rofes liquides ; ajoutez-y une quantité fuffifante de firop de grenades douces ou de grande confoude pour en faire un opiate. La dofe eft de deux gros le matin à jeun, & pareille dofe quatre heures après avoir dîné : on prendra par deffus le bouillon fuivant.

Bouillon au bain-marie contre les Pertes de Sang invétérées.

96. Prenez racines de piffenlit & de chicorée fauvage de chacune une demi-poignée, feuilles de piffenlit, de pourpier, de pervenche & de plantain de chacune une poignée, le tout bien épluché, lavé & coupé menu ; l'écorce d'une bigarade ou d'une groffe orange amère coupée par petits zeftes, deux onces de fucre candi concaffé, dont on rem-

plira le corps avec les ingrédiens ci-dessus : mettez le tout au bain-marie, & ajoutez-y des eaux de plantain, de pissenlit & de chicorée sauvage distillées de chacune une chopine & la même quantité de jus clarifié de ces mêmes plantes. Ensuite fermez le bain-marie & faites-le bouillir sans discontinuer pendant quatre heures, puis ôtez-le du feu, passez-le tout dans la presse pour en tirer toute la liqueur. On partagera ce bouillon en quatre.

Composition du Baume d'Alun dessicatif.

97. Prenez douze onces d'excellente huile d'olive, trois onces d'alun de roche en poudre impalpable, trois gros de précipité blanc commun, ou six gros de mercure doux. Mêlez le tout ensemble dans une bouteille de verre que vous remuerez bien dans le moment & encore de temps en temps ; on peut s'en servir au bout de trois ou quatre jours, mais plus long-temps elle restera sur le marc, & plus elle sera efficace.

Ce baume est très-utile pour soulager les Cancers de la matrice & les Ulcères de cette partie ; il guérit toute sorte d'Ulcères récens & invétérés aux bras,

aux jambes & ailleurs, les Dartres hu-
mides, les galles, &c.

Sirop contre l'Asthme.

98. On prend deux poignées de lierre
terreftre qu'on a fait fécher à l'ombre,
& fi le mal eft preffant, on en prend
deux poignées & demie fraîchement
cueilli & une poignée de bon capillaire. On met les herbages dans un
vafe, où l'on verfe trois chopines d'eau
de rivière, & l'on fait bouillir le tout
enfemble jufqu'à la réduction d'un tiers
d'eau. On paffe enfuite cette liqueur,
après avoir bien froiffé les plantes pour
en exprimer tout le jus. Après cette
première préparation, on ajoute à la
liqueur deux onces de fucre fin bien
clarifié, & l'on fait bouillir le tout à
petit feu pendant un bon demi-quart-
d'heure, après lequel temps la liqueur
eft en firop. On la retire du feu, &
lorfqu'elle eft refroidie, on la verfe
dans une bouteille, que l'on a foin de
tenir bien bouchée. On prend tous les
foirs environ trois cuillerées de ce firop,
que l'on fait un peu tiédir en y ajoutant
une cuillerée de firop capillaire.

Bouillon contre la Pulmonie.

99. Prenez un poumon de veau, que l'on appelle communément le mou de veau, & que la trachée artère y tienne. Vous le ferez cuire dans trois pintes d'eau, en obfervant que la cornée ou la trachée artère foit hors du pot. Lorfque le bouillon fera à peu près cuit, vous y mettrez un chou rouge, des feuilles de pulmonaire & de bourrache de chacune une poignée ; le tout bien épluché & haché menu : trois quarts-d'heure ou une heure après, à compter de l'inftant que l'on aura mis le chou & les feuilles, l'on ajoutera des fleurs de molène & de guimauve de chacune une pincée ; vous laifferez enfuite le tout au feu pendant un quart-d'heure, vous retirerez, laifferez refroidir & coulerez : L'on fera de ce bouillon coulé quatre parties égales, & l'on en aura pour deux jours ; mais on obfervera de diminuer la dofe à proportion de l'âge de celui qui prend le remède.

Le malade fera ufage de ce bouillon pendant douze jours le matin à jeun & le foir à fix heures, en obfervant de prendre deux heures avant chaque bouillon un bòl compofé avec douze grains de blanc de baleine, autant de fucre candi, quatre grains de fafran oriental & fuffi- fante quantité de firop d'althæa.

Lorfque le malade aura pris pendant douze jours & de la manière prefcrite le bouillon ci-deffus, on le purgera deux jours de fuite avec les potions fuivantes.

Bol purgatif. Prenez mercure doux fix grains, ou huit fi le malade eft ro- bufte, avec quantité fuffifante de con- ferve de rofes : ce bol fera pris par le malade le foir en fe couchant, la veille de la potion purgative.

Prenez caffe en bâton fix onces, fleurs de mauve une pincée, fleurs de violette autant, fel végétal un gros, manne trois onces. Faites bouillir la caffe dans une demi-pinte de lait clarifié; ajoutez fur la fin de la cuiffon les fleurs, le fel & la manne; coulez le tout à partager en deux prifes égales, obfervant de pren- dre la feconde fois ainfi que la première, le bol purgatif la veille en fe couchant.

Remède contre le Ver Solitaire.

100. Prenez vitriol de Mars fix grains, extrait de tanaifie fuffifante quan- tité, faites un bol à prendre le matin.

Recette

Recette contre les Lèvres gercées.

101. Prenez tutie & huile d'œufs, mêlez-les ensemble & frottez-en les lèvres, après les avoir lavées avec de l'eau d'orge ou de plantain. La croûte de pain appliquée chaudement fur les boutons qui viennent aux lèvres, quand on a bu dans un vaiffeau dont les perfonnes mal-propres fe font fervies, eft très-efficace.

Remède contre le mal des Dents.

102. Prenez la racine des lis jaune aquatique, frottez-en la dent douloureufe, ou mâchez-en la racine, & les douleurs cefferont à l'inftant.

Liqueur pour nettoyer les Dents.

103. Prenez jus de limons deux onces, alun calciné, fel commun de chacun fix grains, mettez le tout dans un pot de terre verniffé, faites-le bouillir un moment & paffez-le par un linge. Pour s'en fervir, on prend un morceau de bois, dont on enveloppe un bout avec du linge, on trempe ce linge dans la liqueur & on frotte doucement les dents. Il faut prendre garde qu'il n'y ait pas trop de liqueur dans le linge,

D

de peur qu'elle ne faffe du tort aux gencives, au palais, &c. On n'ufe de cette liqueur qu'une fois tous les deux ou trois mois.

Remède expérimenté contre la Brûlure.

104. Faites éteindre de la chaux dans de l'eau de puits ou de fontaine, une livre; il s'élève une efpèce d'écume, que vous enlevez avec la cuiller, & que vous débattez avec de l'huile d'olive, vous la mêlez en quantité fuffifante pour qu'elle fe réduife en efpèce d'onguent liquide, appliquez-le fur la brûlure, & continuez jufqu'à guérifon.

Remède contre le Poifon & tout Venin.

105. Prenez une demi-once de pimprenelle, de racines de tormentille & de la cannelle, un gros de bois d'aloës, de graine de genièvre & de gingembre; ajoutez-y un demi-gros de chardon bénit, & de la racine d'angélique : faites une poudre fine, que vous mettrez dans une boîte bien fermée, pour vous en fervir au befoin.

Remède familier contre la Brûlure.

106. On prend l'huile d'olive, du vinaigre, du fel & du poivre dans la

proportion ordinaire pour faire une
sauce, on bat le tout ensemble, & on
oint la partie brûlée, qu'on couvre ensuite avec la charpie.

Manière aisée de faire l'Onguent Mercuriel.

107. La difficulté d'incorporer le mercure avec le sain-doux, a obligé les Apo-
thicaires de l'unir d'abord avec la térébenthine : mais plusieurs Médecins pré-
tendent que la viscosité de cette résine
liquide est contraire aux vues qu'on a
en composant cet onguent pour se passer
du secours de la térébenthine & pour
parvenir aussi vîte à incorporer le mercure dans le sain-doux ; il faut le faire
fondre & le retirer du feu, aussi-tôt qu'il
sera fondu ; ensuite on en verse une petite quantité à la fois sur le mercure
qui est dans le mortier, & on les mêle
ensemble avec la plus grande prompti-
tude possible, au moyen du pilon. La
partie du mercure qui reste après la
première partie de sain-doux sera incor-
porée avec la deuxième, troisième ou
quatrième. Tout ce qu'il y a à obser-
ver, c'est que le sain-doux ne soit pas
trop chaud & qu'on n'en mette que peu
à la fois.

D ij

Remède contre les Piqûres d'Épines.

108. Il n'arrive que trop souvent qu'une piqûre négligée est suivie d'accidens très-fâcheux : on la néglige faute de connoître un remède ; on propose pour cet effet de presser le fiel du porc & de le conserver dans une bouteille bien bouchée ; au moment qu'on en a besoin, on en applique quelques gouttes sur la piqûre, ou ce qui est encore mieux, on le reçoit sur un linge, dont on enveloppe la partie blessée. Le fiel est une substance savonneuse, & c'est, eu égard à sa vertu digestive & balsamique, qu'on a eu la première idée d'en faire des essais qui ont parfaitement bien réussi.

Recette contre le Rhumatisme, usitée en Amérique.

109. Prenez deux têtes d'ail, un gros de gomme ammoniaque, mêlez le tout ensemble dans un mortier, faites-en deux ou trois bols avec de l'eau, & avalez-en un le soir en vous couchant, & l'autre le matin : buvez pendant l'usage de ce remède, du thé de sassafras très-fort.

Infusion contre la Vomique.

110. Prenez feuilles de lierre terreftre, de bugle, de fanicle, de fcordium, de chacune une pincée, fleurs de millepertuis deux pincées ; faites un mêlange, prenez une pincée de ce mêlange, faites-le infufer légèrement dans dix onces d'eau de fontaine ; mêlez la colature avec pareille quantité de lait de vache, & un peu de fucre : on en donnera tous les matins à jeun au malade pendant quinze jours.

Remède contre les Fièvres Intermittentes.

111. On prend du feneçon fraîchement cueilli, on le pile bien & on l'écrafe, jufqu'à ce qu'il foit réduit en pâte : on l'applique froid fur l'eftomac du fébricitant ; il provoque un vomiffement quelques heures après l'application.

Remède contre la Dyffenterie.

112. Après avoir purgé, on prendra une mixtion compofée de deux onces d'eau de millefeuille, d'une once & demie d'extrait de cafcarille & autant de celui de millefeuille, & de l'effence de ces mêmes plantes, de chacune dix gouttes, ou prenez pour boiffon de l'eau

D iij

tiède dans laquelle on aura diffout de
la gomme arabique, & paffez-la promptement.

Remède contre la Rage.

113. On prend une livre d'huile de
vitriol d'Angleterre, & deux livres
d'huile d'olive, qu'on fait bouillir enfemble pendant une heure, en remuant
fans ceffe avec une fpatule de bois,
jufqu'à ce que ce mélange ait pris la
confiftence de firop. Il faut en mettre une once dans un vafe qui con-
tienne deux pintes, y verfer une pinte
d'eau chaude & mettre le vafe fur un
petit feu, jufqu'à ce que les deux pintes
d'eau foient réduites à une pinte & demie;
il en réfulte une eau fort claire, que l'on
garde pour l'ufage fuivant: Quand une
perfonne a été mordue, on lave fa plaie
avec cette eau, & on y applique du linge
qui y a trempé. On fait prendre enfuite
au malade deux onces de thériaque, avec
quinze grains de mufc, & par-deffus
quatre onces de l'eau fufdite. Ce remède
fe réitère foir & matin pendant deux
jours; & l'on fait garder au malade une
diète auftère; le troifième jour on prend
trois jaunes d'œufs & deux onces & demie d'huile de lin, le tout bien battu

enfemble, on le fera bouillir, & l'on en fait trois tablettes que le malade prend de quart-d'heure en quart-d'heure à jeun. Ces tablettes font le préfervatif de l'hydrophobie.

Excellente Poudre Sudorifique.

114. Prenez du chardon bénit, du fang de dragon, de l'angélique, de la bétoine, de la rue, de fcordium, de la fcabieufe, de la tormentille, du roffolis & de la gentiane, de chacun une once; de la bourrache, de la buglofe, du baume ou de la menthe, de la colombine, de la fauge, des feuilles de ronce, de fraifier, de violette, de pimprenelle & une once de la racine de contrayerva : broyez bien toutes ces racines, ces herbes & ces feuilles, dans un mortier de marbre ou de pierre; faites-les infufer dans trois pintes du plus fort vin de Florence, & laiffez le tout bien bouché pendant vingt-quatre heures.

Pulvérifez une livre & demie de bol d'Arménie, & verfez deffus de la liqueur infufée, pour qu'il s'en forme une efpèce de bouillie claire. Mettez cette bouillie dans un endroit bien expofé au foleil, en la couvrant d'une cloche de verre femblable à celles dont on fe fert

D iv

pour les concombres, & remuez fouvent dans la journée, afin qu'elle s'épaiffiffe: preffez enfuite le refte des herbes
& des racines infufées; verfez-en la liqueur exprimée fur le mêlange épaiffi,
& laiffez le tout expofé au foleil, comme
auparavant, jufqu'à ce qu'il prenne la
confiftance d'un électuaire. Quand la
maffe fera parvenue à cet état, ajoutez-y
une once du meilleur fafran, & une demi-
once de contrayerva, l'un & l'autre bien
pulvérifés, & joignez-y deux onces de
thériaque de Venife: mêlez bien ces
derniers ingrédiens avec l'électuaire, &
expofez le tout au foleil comme auparavant, jufqu'à ce qu'il s'épaiffiffe à la
confiftance d'une pâte, dont vous for-
merez des boulettes de la groffeur d'une
noix mufcade.

Quand vous voulez faire ufage de ce
remède, vous raclez une de ces boulettes avec un couteau, & vous en
donnez à une perfonne adulte autant
qu'il peut en tenir fur une pièce de vingt-
quatre fols, & à proportion aux perfonnes jeunes & d'une complexion foible.
Cette dofe eft d'un ufage domeftique.

Ce remède eft excellent dans tous les
cas où l'on ordonne les fudorifiques;
il eft particulièrement éprouvé dans la

petite vérole, dans la rougeole, au commencement d'une fièvre aiguë, dans les douleurs de rhumatifme, contre les vers.

La faifon la plus convenable pour compofer cette médecine domeftique, eft le mois de juillet : on peut la prendre dans du vin, dans de l'eau ou tout autre fluide léger.

Notez, ce remède ne vient pas d'un médecin, c'eft une perfonne charitable de la première diftinction qui l'a communiqué.

Recette du Nègre appelé César, *contre le Poifon & la Morfure du Serpent à fonnette.*

115. Prenez des racines de plantain & de marrube fauvage, nouvelles ou fèches, de chacune trois onces ; faites-les bouillir dans deux pintes d'eau réduites à une, & paffez l'eau dans un linge : donnez-en un tiers au malade le matin trois jours de fuite : s'il en eft foulagé, il faudra continuer jufqu'à parfaite guérifon : fi au contraire le malade ne trouve aucun foulagement après la troifième dofe, c'eft une marque, ou qu'il n'a pas été empoifonné du tout, ou que le remède du Nègre César n'eft pas propre pour fon mal ; auquel cas il

faudra abandonner l'ufage de la décoction. Pendant la cure, le malade doit
vivre de régime & s'abftenir de manger
du mouton, du porc, du beurre & de
toute autre nourriture graffe & huileufe.

Remarquez que le plantain fuffiroit
feul, auffi bien que le marrube; mais
ils ont plus de vertu quand on les mêle
enfemble. On peut, en été, prendre une
poignée des racines & des branches de
chaque, au lieu de trois onces de leurs
racines, on fera prendre pour boiffon
pendant la cure, la liqueur fuivante:

Prenez des racines de verges d'or,
ou, en été, deux bonnes poignées de
racines & de branches; faites-les bouillir dans deux pintes d'eau réduites à
une, à quoi on peut ajouter un peu de
marrube & de faffafras; après avoir
paffé cette décoction, ajoutez-y un verre
d'eau-de-vie & un peu de fucre pour
l'adoucir. Le malade en fera fa boiffon
ordinaire: quelquefois il arrive que ceux
qui font empoifonnés, ont une fièvre interne. Voici ce qu'il ordonne dans ce cas:

Prenez une pinte de cendres de bois
& trois pintes d'eau, remuez, mêlez le
tout & le laiffez repofer pendant toute
la nuit; après quoi paffez-le, ou le verfez par inclination le matin; faites-en

prendre au malade dix onces, pendant six matinées de suite, chaudes ou froides, suivant le temps. Ces remèdes opèrent d'une manière insensible, quoique quelquefois ils remuent les intestins & procurent une selle douce.

On se sert aussi du suc de ces plantes, au lieu de la décoction. Voici comme on le prescrit.

Prenez des racines de plantain ou de marrube, &, en été, des racines & des branches, une quantité suffisante; broyez-les dans un mortier, exprimez-en le suc; & donnez-en au malade une cuillerée, le plutôt que vous pourrez; s'il est enflé, vous lui en ferez avaler de force, cela suffira d'ordinaire pour le guérir; mais si l'on ne trouve point de soulagement une heure après, vous lui en donnerez une autre cuillerée. L'effet est immanquable. Si les racines sont sèches, il faut les humecter avec un peu d'eau. On peut appliquer sur la plaie une feuille de bon tabac humecté de vin ou d'eau-de-vie.

Remède contre les Rhumatismes.

116. Prenez une livre de vieux oing & un litron d'avoine noire; pétrissez bien le tout ensemble & formez-en une

eſpèce de gâteau, que vous étendrez
ſur une feuille de papier gris ; enſuite
roulez le gâteau & la feuille de papier
de manière à en faire une eſpèce de
ſauciſſon. Attachez-le avec un fil de fer,
ſuſpendez-le au deſſus d'une eſpèce de
léchefrite, dont le fond ſoit percé de
petits trous comme une paſſoire ; &
mettez au deſſous un vaſe ou léchefrite
ordinaire. Cela fait, mettez le feu au
ſauciſſon, le tout brûlera enſemble, papier & graiſſe. La partie de graiſſe qui
en découle eſt le remède dont il s'agit.
La léchefrite percée eſt deſtinée à recevoir tout ce qui tombe du ſauciſſon,
le charbon auſſi bien que la graiſſe. Il
n'y aura que la graiſſe qui tombera dans
la ſeconde ; il faut avoir ſoin que les
deux léchefrites ſoient à une certaine
diſtance l'une de l'autre, afin que le feu
ne prenne pas à la dernière, car tout
brûleroit. L'opération finie entièrement,
on trouvera dans le dernier vaiſſeau environ deux ou trois onces d'une graiſſe
noire, que l'on réſerve pour s'en ſervir
au beſoin. On frotte avec cette graiſſe
la partie affligée de rhumatiſme, on l'enveloppe d'un papier brouillard imbibé
de cette même graiſſe, & on réitère le
remède juſqu'à entière guériſon.

*Remède éprouvé contre la Toux convulsive
des Enfans.*

117. Prenez de l'élixir pectoral de
Wedel, si connu en Allemagne, une
quantité proportionnée à l'âge de l'enfant ; mêlez-le avec partie de nitre de
naphte doux, quelques gouttes de laudanum liquide de Sydenham. Purgez
convenablement l'enfant, après quoi
faites-lui prendre de ce remède quatre
fois par jour & vous en verrez bientôt
les bons effets : la toux diminuera d'a-
bord & se dissipera ensuite peu à peu
entièrement. Le naphte est absolument
nécessaire ; le laudanum & l'élixir seul
ne font pas cet effet.

Remède contre les Panaris.

118. Prenez des cendres de sarment,
faites-en une forte lessive que vous ferez
chauffer le plus que vous pourrez, &
après en avoir versé dans un vase com-
mode, trempez-y la partie affligée, &
l'y laissez long-temps ; mais afin de conserver toujours le même degré de chaleur, versez-en de temps en temps de
la nouvelle ; vous en verrez promptement les bons effets.

Recette contre la Peste, appelée le Vinaigre des quatre Voleurs.

119. Prenez de la rue, de la sauge, de la menthe, du romarin, de l'absynthe & de la lavande, de chacune une poignée; faites-les infuser ensemble dans quatre pintes de vinaigre de vin blanc; mettez le tout dans un pot de terre bien couvert sur des cendres chaudes, pendant quatre jours : ensuite retirez les herbes, ou passez la liqueur dans une chausse, & mettez-la dans des bouteilles bouchées exactement avec des bouchons de liége. Mettez dans chaque bouteille d'une pinte un quart-d'once de camphre; lavez-vous la bouche & frottez-vous les reins & les tempes tous les jours avec cette préparation, respirez-en un peu par les narines, quand vous irez à l'air, & portez sur vous un morceau d'éponge imbibée de cette liqueur, pour la flairer en toute occasion, surtout en approchant d'un lieu ou d'une personne attaquée de maladie.

Huile & Fiel de Vipère contre les maladies des Yeux.

120. Entre plusieurs vertus, l'huile de vipères est excellente pour les ma-

ladies des yeux ; il y a deux manières de s'en fervir : la première eft d'en oindre les paupières, elle fortifie la vue & diffipe les humeurs qui l'affoibliffent : l'autre eft de verfer une ou deux gouttes dans l'œil avec le bout d'une plume & d'un cure-dent ; cette dernière eft la meilleure & la plus prompte. Cette huile eft efficace, furtout pour les tayes, foit qu'on l'applique fimplement, ou après l'avoir fait chauffer ; elle adoucit l'acrimonie des humeurs, déterge & confolide. On auroit peine à trouver un meilleur remède : on a diffipé avec cette huile feule, des tayes, des tubercules & des rougeurs qui avoient réfifté à tous les autres remèdes ; elle eft excellente pour les plaies des yeux, & la feule qu'on puiffe employer pour tous les accidens qui furviennent aux yeux à la fuite d'une petite vérole.

Remède contre l'Épilepfie.

121. Ce remède n'eft autre chofe qu'une huile diftillée de telle partie qu'on veut d'un animal dans une retorte, jufqu'à ce qu'elle ne laiffe aucun fédiment, ce qui arrive à la quatorzième diftillation. On donne trente gouttes de cette huile au malade à jeun avant le retour

du paroxifme; elle lui procure un fom-
meil de plufieurs heures, au bout def-
quelles il fe trouve parfaitement guéri.

Remède contre la Colique.

122. Prenez de la rhubarbe en poudre deux fcrupules, un grain d'opium,
trois gouttes d'huile de cinnamomum
& une quantité fuffifante de thériaque
pour en faire un bol.

Remède éprouvé contre les Fièvres Tier-
ces, Doubles-Tierces & autres Fièvres
Intermittentes.

123. Il fuffit de boire pendant plufieurs jours de fuite de l'eau de laitue
ordinaire, ou de jardin : l'ufage feul de
cette eau emportera la fièvre ; mais fi
elle ne quitte pas auffi promptement,
la fimple décoction de racines de grande
gentiane, prife à une dofe convenable,
achevera dans deux ou trois jours de
détruire entièrement les mauvais levains
qui entretiennent le défordre.

L'eau de laitue fe fait en prenant deux
cœurs de cette plante, ou une bonne
poignée de feuilles, que l'on fait jeter
quelques bouillons dans une pinte d'eau
mefure de Paris. On boit cette eau dans
les intervalles de la fièvre, en fix ver-

res, ou de deux heures en deux heures. Après avoir bu de cette eau, on se promène dans sa chambre, ou même dehors s'il fait beau. Pour le régime, on peut, à midi, manger de la soupe, & un peu de veau ou de poulet, & boire du vin trempé de cette même eau. Trois heures après le dîner, on reboit de l'eau de laitue, & ainsi de deux heures en deux heures ; le soir on ne mange qu'une soupe de bonne heure, & l'on prend encore un verre de cette eau une heure ou deux après un léger repas. Par ce moyen la nuit est tranquille, le corps suffisamment rafraîchi, se trouve le lendemain en meilleure disposition, & bientôt l'on trouvera sa guérison par l'usage seul de cette eau.

Si cependant la fièvre étoit tellement opiniâtre, qu'elle ne cédât point à l'usage, tant de l'eau de laitue que de la décoction de gentiane, on prépareroit un opiate avec cinq gros de quinquina en poudre, une once de miel de Narbonne & autant de sirop de capillaire ; le tout étant suffisamment mêlé ensemble, on le partagera en trois prises : la première se prendra à jeun le premier jour dans un verre de bon vin rouge, au moment que l'on s'appercevra du friſſon : une heure après cette priſe, on prendra un bouillon aux herbes, & l'on fera uſage de pluſieurs de ces mêmes bouillons dans le reſte de la journée. Le lendemain on recommencera l'uſage, tant du verre de vin imbu de ſon opia-te, que du bouillon aux herbes; le troi-ſième jour on prendra le troiſième verre de quinquina, en la même manière que le premier jour, à l'exception que l'on pourra, ſi l'on veut, manger une heure après cette priſe une légère ſoupe aux herbes.

Remède contre les Hémorroïdes.

124. Si les hémorroïdes paroiſſent extérieurement, donnez-y un coup de lancette, ou du moins piquez-les légè-rement pour les faire fluer, ou bien ap-pliquez une ou deux ſangſues ſur la partie, pour donner jour au fluide en-gorgé & pour relâcher les vaiſſeaux trop tendus. Mais ſi le malade repugne trop à ces opérations, quelques-unes des applications ſuivantes pourront bien le ſoulager ſeules, mais beaucoup mieux quand on aura fait l'une ou l'autre des choſes ci-deſſus indiquées.

1° Si les hémorroïdes proviennent d'un froid ſubit, ſitôt que vous vous en appercevrez, trempez quelques chiffons doux & mis en double dans de l'eau-de-vie, ou du rhum chaud mêlé avec une égale portion de lait, & appliquez-les sur l'endroit douloureux, ayant soin de les retremper de nouveau à mesure qu'ils sèchent. 2° Si elles sont gonflées en dehors, appliquez-y à plat des figues grillées sur le charbon & fendues en deux, & renouvelez les de temps à autre.

3° Ou bien brûlez du linge, réduisez-le en poudre fine, mêlez cette poudre avec un blanc d'œuf & un peu d'huile d'amandes douces; étendez cet onguent sur un linge, & l'appliquez sur la partie.

4° Faites une décoction de racines & de l'herbe de scrophulaire avec du vin, ou un cataplasme de ces deux choses, bien pilées ensemble dans un mortier, jusqu'à ce qu'elles soient molles, & appliquez sur le mal.

5° Prenez une demi-livre de cataplasme ordinaire de lait & de mie de pain, un demi-gros de safran & autant de camphre, un scrupule d'opium & un peu d'huile d'amande douce, battez bien le tout ensemble & appliquez le tout chaud.

6° Ou bien prenez cinq parties de la pulpe d'oignon grillée ou cuite au four, trois parties de rue, deux de pulpe de figues, & autant de mithridate, avec une partie de fel ; battez le tout enfemble & le réduifez en cataplafme, qui étant appliqué fur les hémorroïdes, foulage les douleurs d'une manière furprenante.

Une fumigation de fleurs de foufre, faite au travers d'une chaife percée fur laquelle on s'affeoit, remplit quelquefois le même objet ; ou bien on peut faire ceci avant d'appliquer les remèdes précédens.

Que le malade prenne auffi intérieurement, tous les matins, un peu de lait chaud avec de la fleur de foufre ; fi cela lui dònne trop de coliques, il pourra prendre deux gros de lait de foufre ; car on trouve que le foufre eft un fpécifique pour cette maladie.

Remède pour guérir la Surdité.

125. Mettez une cuillerée ordinaire de fel gris dans environ une chopine d'eau de fontaine, laiffez-le 24 heures, ayant foin de remplir de temps en temps la bouteille : Mettez une cuillerée à thé de cette eau dans l'oreille malade, en vous couchant, pendant fept à huit jours, obfervant de vous coucher du côté oppofé, & foyez fûr de guérir.

Remède contre le Panaris.

126. On charge d'une bonne couche d'onguent Napolitain, un petit morceau de peau, dont on couvre le panaris, & on enveloppe le doigt d'une compresse en huit ou dix doubles. On lève cet appareil tous les vingt-quatre heures, & on remet une nouvelle dose d'onguent sans changer, ni la peau ni la compresse; les douleurs cessent en moins de neuf ou dix heures; & dès le second pansement la matière grossière du panaris n'est plus qu'une eau fort claire : pour lors on perce la peau avec une pointe de ciseaux, ou de tel autre instrument que ce soit; pour donner issue à la sérosité, on continue le même pansement simple pendant huit ou dix jours, & la cure est finie.

Topique propre à guérir les Cancers à l'Anus.

127. Prenez des carottes récentes, *daucus sativus*, rapez-les avec une rape à chapeler le pain : exprimez-en le suc en les pressant dans la main seulement; faites chauffer le marc sur une assiette ou dans une poële de terre; appliquez-le sur l'ulcère en guise de cataplasme bien épais, s'il y a des enfoncemens, des clapiers, &c. Il faut les en remplir, de

façon que le remède touche immédiatement les chairs de l'ulcère dans tous
leurs points : couvrez le tout d'une fer-
viette bien fèche & un peu chaude.
Il eft néceffaire de renouveler ce pan-
fement deux fois en vingt-quatre heures; on enlève à chaque fois le vieux
cataplafme; on lave & on nettoye en
même temps l'ulcère avec un pinceau
de charpie trempé dans la décoction
chaude de grande ciguë. L'effet de ce
topique eft de calmer la douleur & en
peu de temps de détruire l'odeur in-
fupportable qui accompagne toujours
les ulcères cancereux.

Remède contre l'Hydropifie.

128. Il faut prendre une chopine
d'eau-de-vie de la meilleure, mefure
de Paris, de laquelle on verfera un
demi-verre : vous mettrez dans la plus
grande quantité une once de jalap en
poudre, & dans le demi-verre une petite poignée de la feconde écorce de
fureau, une demi-once d'iris de Florence en poudre, & cinq ou fix graines de laurier, le tout bien pilé dans
un mortier & le laiffez infufer dans le
demi-verre d'eau-de-vie quatorze ou
quinze heures, & après le pafferez dans

un linge avec une expreſſion ; ce que vous en aurez retiré, vous le mettrez dans la bouteille avec le jalap ; & brûlerez cette mixtion quand vous en voudrez prendre : il ne faut pas que la ponction ait été faite, pour que le remède puiſſe opérer. La doſe ordinaire eſt de deux cuillerées à manger la ſoupe pour les perſonnes aiſées à purger, & trois, quatre, cinq & même ſix cuillerées pour les plus difficiles : c'eſt à dire qu'on peut augmenter ou diminuer la doſe ſuivant les forces du malade, ou l'effet du remède : on peut prendre ce remède tous les matins, ou de deux en trois jours l'un, ſuivant les forces du malade ; il faut toujours le prendre à jeun & manger deux heures après : ſi le malade peut ſe diſpenſer d'être alité, ce n'eſt que mieux, pourvu qu'il ſe tienne chaudement ; pendant l'uſage de ce remède, il faut s'abſtenir de liquide & s'en tenir à un régime ſec.

Remède éprouvé contre les Attaques les plus vives de la Goutte.

129. Il conſiſte à prendre une livre de farine de bon riz, quatre onces de levain de bière un peu fort, & deux onces de ſel. On fera créver le riz dans la bière,

puis on le mêlera avec le levain & le fel,
au point d'en faire un cataplafme épais :
on appliquera ce cataplafme fur la plante
des pieds, & on l'y affujettira en enve-
loppant le pied avec une flanelle chaude.
Ce cataplafme doit être renouvelé de
douze heures en douze heures : d'ordinaire quatre à cinq de ces cataplafmes
emportent le mal. On lave alors le pied
avec du fon, de l'eau-de-vie, de l'eau
chaude & du bon favon.

Remède contre la Pierre & la Gravelle.

130. Il s'agit de prendre environ huit
pintes de la meilleure avoine, la bien
frotter dans fes mains, puis la laver dans
plufieurs eaux, jufqu'à ce qu'elle foit bien
nettoyée, ce qui fe reconnoît, lorfque
l'eau demeure bien claire, après qu'on
en a retiré l'avoine. On prend enfuite
une poignée de boufferole connue fous
le nom d'*uva urfi*, on la coupe en petits
morceaux que l'on met à bouillir avec
l'avoine pendant trois quarts-d'heure,
dans un pot de fer bien net, avec feize
pintes d'eau de rivière ou de fontaine,
après ce temps on ajoute à ces ingrédiens
une demi-once de fel de prunelle & une
demi-livre du meilleur miel blanc : on
fait alors de nouveau bouillir le tout enfemble

femble une bonne demi-heure, puis on le paſſe à travers un linge. Cette infuſion étant bien refroidie, on la met en bouteille & on la garde pour en faire l'uſage ordinaire.

Il conſiſte à prendre tous les matins à jeun deux grands verres de cette liqueur. Chaque verre doit tenir au moins un bon quart de pinte : on ne pourra manger que plus d'une heure après avoir pris cette potion : on en reprendra une pareille doſe 3 heures après le dîner, & cela pendant quinze jours de ſuite, après leſquels on pourra n'en prendre qu'un ſeul verre à chaque fois.

Remède contre le mal des Dents.

131. Il faut prendre une cuillerée de poivre en poudre, & de ſucre rapé qu'on amalgame avec un peu d'eau-de-vie. On met ce mêlange ſur une poële rouge en le remuant avec un couteau ou avec un morceau de bois, juſqu'à ce qu'il ſoit en caramel. On le verſe enſuite ſur le papier ; & lorſqu'il eſt refroidi, on en prend la groſſeur d'un grain de froment, qu'on applique ſur la gencive, au-deſſus de la dent qui cauſe le mal ; auſſi-tôt on eſt ſoulagé. L'application ſe réitérera chaque fois que la douleur revient.

E

Spécifique pour arrêter le Sang dans les plus fortes Hémorragies.

132. On cueille une ou deux feuilles de bardane & on s'en frote le nez jusqu'à ce que le sang s'arrête, ce qui est tout au plus l'affaire d'un demi-quart-d'heure dans les saignemens du nez les plus abondans.

Remède contre la Fièvre.

133. La tisane avec la racine de bardane est un excellent spécifique contre la fièvre, pourvu qu'on ait attention en prenant ce remède, de se garantir de l'air & du froid, & de se faire suer, s'il est possible, après en avoir pris quelques verres.

Composition des Pilules préservatives contre la Petite-Vérole.

134. Prenez quinze grains de calomelas bien préparé, autant de camphre, autant de bon extrait d'aloës, & vingt-cinq grains de résine de gayac; faites-en selon l'art des pilules du poids de deux grains; il faut mettre pour les adultes un grain de calomelas de plus, & pour un petit enfant moins de camphre, surtout quand les pilules sont fraîches,

la dose proportionnée à chaque âge est facile à déterminer : elle sera suffisante, si l'enfant a dans la matinée deux selles douces; on donne ordinairement trois de ces pilules aux enfans de deux ans & quatre aux enfans de trois ans; mais on peut augmenter à discrétion proportionnellement aux effets.

Secret contre la Piqûre des Abeilles.

135. A l'instant qu'on a été piqué de ces mouches, il faut chercher des pavots blancs qui ne font pas rares à la campagne, en prendre une tête, l'inciser & faire couler sur la piqûre quelques gouttes du suc laiteux qui sort du pavot, la douleur se calmera sur le champ, & il ne surviendra point d'enflure, comme il arrive presque toujours.

Remède pour les personnes attaquées de la Rage.

136. On commencera par faire une friction avec un gros d'onguent mercuriel sur la partie mordue, en tenant ouverte, autant qu'il est possible, la plaie faite par les dents de l'animal, afin que l'onguent puisse y pénétrer; le lendemain on réitérera la friction sur tout le membre mordu, & on purgera le malade

E ij

avec un gros de pilules mercurielles;
trois jours après, on fera une friction
fur la partie mordue feulement, on lui
donnera une pilule mercurielle ou la
quatrième partie de la dofe ci-deffus;
on continuera ainfi pendant dix jours à
lui donner tous les matins une friction
d'un gros d'onguent & le petit bol fondant, qui communément procure deux
ou trois felles au malade & empêche que
le mercure ne fe porte aux parties fupérieures; les dix jours étant accomplis,
on purge de nouveau avec les mêmes
pilules, & la guérifon eft complette.

Les pilules mercurielles font compo-
fées de trois gros de mercure cru éteint
dans un gros de térébenthine & de deux
gros de rhubarbe choifie, de coloquinte
en poudre & de gomme gutte; le tout
incorporé avec fuffifante quantité de miel
commun, la dofe eft d'un gros. L'onguent mercuriel fe fait avec une once de
mercure cru, éteint dans deux gros de
térébenthine & avec trois onces de fuif
de mouton pour les pays dont la chaleur
eft trop grande & de graiffe de porc
pour les autres. La dofe pour chaque
friction, eft d'un gros; ce procédé n'a
lieu que pour ceux qui fe font traiter
auffitôt qu'ils font mordus. Lorfqu'il s'eft

écoulé deux ou trois femaines depuis la morfure, il faut augmenter la dofe des remèdes & les continuer plus long-temps. La dofe pour les enfans diminue à proportion de leur âge; on leur fait de petites frictions pendant quinze jours & tous les trois jours on les purge avec le firop de rhubarbe; douze ou quinze jours fuffifent ordinairement pour la guérifon des malades.

Autre.

137. On prend trois cantharides entières & bien fraîches (celles du Levant font les meilleures, & cinq grains de bon poivre; on les réduit en poudre très-fine & on les mêle bien; on fait prendre cette poudre au malade dans quatre onces de bon vin blanc; quatre jours après, on lui donne un bouillon de pois rouges, & peu de temps après on le fait manger; mais pendant trois jours il s'abftiendra de manger de la chair de porc & des falaifons. La dofe du remède pour un enfant au deffus de fept ans, eft d'une cantharide & d'un grain de poivre; pour un fujet de quatorze ans, de deux cantharides & de deux grains de poivre; & pour tous les âges au delà, elle doit fe donner entière; il ne faut pas s'effrayer fi le

E iij

premier jour le malade rend du fang par la voie des urines, cet accident difparoîtra dès le fecond ou le troifième jour.

Autre.

138. On prend une poignée de rue de la plus verte & de la plus tendre, une poignée de pafquerette commune, feuilles & racine nettoyées & non lavées; deux ou trois blancs de poireaux, felon leur groffeur, une poignée de la feconde peau d'églantier, d'un jet ou de deux & du plus tendre, fix gouffes d'ail, dix ou douze fientes de poules des plus blanches : on pile bien le tout dans un mortier & l'on y jette un verre du meilleur & du plus fort vinaigre, avec une bonne cuillerée de gros fel ; après avoir bien mêlé ces drogues, on les paffe dans un gros linge, pour en exprimer tout le jus, & on le verfe dans un vafe qu'on a foin de tenir couvert, pour que rien ne s'évente ; il faut préparer ce remède la veille que le fujet le doit prendre ; car il peut fe garder plus d'un jour, fans perdre beaucoup de fa force, & paffé les vingt-quatre heures, il y auroit du danger de s'en fervir. Ce remède fe donne à jeun & une feule fois dans chaque accident ; auffitôt que le malade l'a

pris, on le fait courir jufqu'à ce qu'il foit un peu échauffé. Toute la préparation du malade confifte à fouper légèrement la veille, & le jour même, il peut vivre à fon ordinaire. La dofe, pour un homme fain & robufte, eft de cinq cuillerées; pour une femme faine & forte, de quatre cuillerées; pour une perfonne de quatorze à vingt ans, ou de cinquante à foixante, deux cuillerées; on diminue ou on augmente un peu toutes les dofes, felon le tempérament, la force & le fexe; on en donne auffi jufqu'à un quart de cuillerée pour un enfant à la mammelle, & pour une femme prête d'accoucher, jufqu'à trois cuillerées & demie, fuivant fa force, pour ne pas fe tromper fur les dofes; il ne faut jamais donner de cette drogue que le malade ne foit préfent; ce remède n'eft pas moins efficace pour les animaux, que pour les hommes. La dofe pour un cheval eft un verre plein, autant pour une vache, pour un chien ou pour un cochon fort, comme pour un homme; pour un mouton, trois cuillerées & demie. Il faut faire boire les animaux avant de leur faire prendre le remède. On leur tient la tête élevée pour leur faire avaler toute la dofe; cette précaution eft néceffaire furtout pour les

E iv

bœufs & pour les vaches, qui pour-
roient la garder long-temps dans leur
gofier, fans l'avaler. Il faut bien prendre garde de ne rien perdre des dofes
marquées, foit pour les hommes, foit
pour les bêtes, ou fi le cas eft arrivé,
en donner autant qu'il s'en eft perdu.
Le remède a été éprouvé jufqu'au cinquième accès de la rage.

Remède contre l'Afthme.

139. Prenez tous les matins & foirs,
environ deux cuillerées de firop de mercuriel qu'on fait chauffer, avec une cuillerée de firop de capillaire, continuez
l'ufage pendant long-temps.

Remède contre la Brûlure.

140. Il n'y a qu'à faire cuire dans de
l'huile d'olive ou dans celle de noix,
l'écorce moyenne de branches de fureau,
& lui donner enfuite la confiftance d'onguent, en y mêlant une fuffifante quantité de cire neuve, avec des jaunes d'œufs.
On garde cet onguent dans un baffin,
avec de l'eau fraîche; cet onguent eft
auffi bon pour calmer les douleurs de
la goutte & adoucir celles des hémorroïdes.

M. Tournefort prétend que pour la

brûlure faite par la poudre à canon, il n'y a qu'à oindre la partie brûlée avec du miel, ce qui doit être fait à l'inftant, & y appliquer enfuite l'huile de noix, dans laquelle on fait bouillir l'écorce moyenne de fureau ; pour les ulcères qui reftent, il faut les laver avec la décoction de la fufdite écorce & de celle de frêne.

Remède pour guérir toute forte de Brûlures, fans laiffer aucune trace fur la peau.

141. On prend fix onces d'huile d'olive & quatre ou cinq blancs d'œufs frais, qu'on bat bien enfemble à froid. Ce mélange forme une efpèce d'onguent qu'on étend de temps en temps avec un plumaceau fur la brûlure, obfervant de ne mettre fur les parties bleffées aucun linge ; à mefure que le remède eft appliqué couche par couche, il fe fèche chaque fois & l'on voit qu'il fe forme une croûte qui tombe enfuite par écailles vers le douzième jour. Quand les croûtes font toutes tombées, on reconnoît qu'il s'eft formé deffous une furpeau nouvelle, qui d'abord eft un peu rougeâtre comme celle des enfans nouveaux nés, mais qui fe blanchit en trois ou quatre jours par le moyen de l'air qui la deffèche & la rafraîchit.

E v

Moyen facile & peu dispendieux de se garantir pour toujours des maux de Dents & des Fluxions.

142. Tous les matins après s'être lavé la bouche, comme la propreté & même la santé l'exigent, il faut se la rincer avec une cuillerée à café, de bonne eau-de-vie de lavande distillée, à laquelle si l'on veut on ajoute autant d'eau chaude, où d'eau froide pour en diminuer l'activité.

Remède contre l'Hydropisie.

143. Il faut prendre un oignon de scille (racine qui vient des côtes du Portugal) le peler avec un couteau qui ne soit ni d'acier ni de fer, faire avec de la farine & de l'eau une pâte, où l'on renfermera cet oignon, le mettre dans un four moins ardent que celui des Boulangers, l'y laisser pendant neuf à dix heures, le retirer ensuite, & après en avoir ôté la croûte, le couper en quatre morceaux sans le séparer, puis le mettre dans un pot de terre bien vernissé en-dedans, avec autant de pintes de bon vin blanc que l'oignon pesera de livres. Il faut que le couvercle du pot soit bien joint & même l'entourer de pâte, pour que l'air ne s'y introduise

point. On met ainſi l'oignon de ſcille infuſer pendant douze heures ſur de la cendre, dont la chaleur ſoit aſſez modérée pour qu'il ne brouille pas. On le retire après cela & on le preſſe dans un linge net de leſſive ſur le vin qui eſt dans le pot ; cette liqueur ſe met enſuite en bouteilles, & pourvu qu'elle ſoit bien bouchée, elle ſe conſervera long-temps. Le malade en prend quatre fois par jour, de trois heures en trois heures, ſavoir, une cuillerée & demie ou deux le matin à jeun, trois heures après deux cuillerées & deux autres doſes dans la journée, d'une cuillerée chacune. On peut entre chaque doſe donner au malade une taſſe de bon bouillon de viande ordinaire ; il peut même, le ſoir, manger de la ſoupe ; mais s'il en mange dans la journée, il laiſſera paſſer quelques heures après la ſoupe, ſans prendre du remède, de peur qu'il ne l'excite à vomir. Ce remède, qui eſt très-apéritif, ſe conſervera pluſieurs jours, pendant leſquels le malade doit faire un exercice modéré dans ſa chambre en ſe promenant.

Remède pour l'exfoliation des Os cariés.

144. Le remède le plus prompt & le plus ſûr pour l'exfoliation, eſt l'urine ;

il faut l'appliquer en fomentation un peu moins chaude que fi elle étoit bouillante.

Huile excellente contre les Plaies.

145. Mettez dans deux livres de la meilleure huile d'olive, deux livres de fucre fin réduit en poudre. Remuez bien le tout avec une fpatule de bois dans un vafe de cuivre ou de terre, avant que de le mettre fur le feu, qui d'abord doit être léger; quand le fucre fera fondu, doublez le feu & pendant que l'huile bout à petits bouillons, remuez-le fans difcontinuer; au bout d'une heure & demie, il fe formera fur l'huile des bouillons ou des cloches; & pour lors vous augmenterez le feu, pour que l'huile bouille encore plus fort; infenfiblement il s'y fera de groffes cloches ou des bouillons de couleur brune, qui deviendront enfuite d'un rouge foncé, ou rembruni & puis tout rouge; le caramel fe formera & quoique l'on remue continuellement, il s'attachera au fond du baffin; c'eft pour lors que l'huile eft cuite, mais on peut fans inconvénient la laiffer, en remuant toujours, un demi-quart-d'heure de plus fur le feu, elle ne s'en gardera que mieux. Cette huile balfamique eft bonne pour

toutes les plaies & principalement pour les plaies récentes. Il faut qu'elle soit très-chaude pour s'en servir. Après en avoir bien bassiné la plaie, on en imbibe une compresse qu'on met dessus; elle n'est pas moins souveraine pour les contu-sions & blessures.

Remède singulier contre le mal des Dents.

146. On prend une pièce d'acier aiman-tée, longue de six pouces & large de deux lignes, le malade ayant le visage tourné vers le nord, touche lui-même la partie souffrante avec le pol septentrional de cet acier aimanté, & pour se placer bien exactement dans la situation prescrite, on se sert d'une boussole. Tous ceux qui ont éprouvé ce remède, ont eu le même sentiment, au moment où ils ont touché le mal, ils ressentent d'abord un froid très-vif, ensuite un mouvement particulier & une sorte de battement; dès que cette dernière sensation commence, les douleurs cessent & toute l'opération dure environ trois ou quatre minutes.

Spécifique pour les Coups de Soleil & autres Coups de Tête.

147. On met un demi-septier de bon esprit de vin dans une bouteille avec

quatre noix mufcades du poids de deux gros, autant de gérofle, de cannelle & de balauftes ou fleurs de grenades, le tout bien pulvérifé; la bouteille étant bien bouchée, on laiffe infufer le mêlange pendant trois jours, enfuite on retire l'efprit de vin & on brouille le tout. Cette compofition eft bonne pour les rhumes de cerveau & dans la migraine : Pour s'en fervir, on en met plein un dé à coudre dans le creux de la main, & on la refpire fortement par le nez.

Efficacité de l'Eau de Luce contre la Morfure des Vipères.

148. Il faut faire des fcarifications dans l'endroit de la morfure, y verfer de l'eau de Luce, & en faire boire à la perfonne mordue de demi-heure en demi-heure & en petite dofe.

Remède infaillible contre la piqûre ou la morfure de toutes efpèces de Bêtes Venimeufes & principalement celle de l'Afpic.

149. On prend de la feconde écorce de frêne, qui eft enté, des feuilles de houx, fleurs de genêt, feuilles de myrthe, feuilles & branches de romarin, racine de réveille-matin ou tithymale, racine de fcorfonere, feuilles de ferpo-

let, racines & feuilles de bouillon blanc, racines & feuilles de fauge, racines & feuilles de plantain, du tout parties égales, à l'exception des feuilles de houx, dont on prend le double. On fait fécher & calciner le tout au four, on le réduit en poudre, on paſſe cette poudre au tamis & on la conſerve en un lieu ſec dans un ſac de cuir, ou dans une bouteille de verre. La doſe de cette cendre eſt d'environ dix-huit grains, qu'on fait prendre au malade dans un verre de vin. On met ſur la plaie des hommes un emplâtre de levain de pain, avec des mouches cantharides, du ſel, du poivre & du vinaigre; on fait aux animaux des ſcarifications à l'endroit où s'eſt ramaſſé le venin, pour en faciliter l'iſſue, quelque progrès qu'ait fait l'enflure, une ſeule doſe de ce remède ſuffit.

Remède contre la Piqûre des Mouches à Miel.

150. Quand vous avez quelques parties du corps piquées & que ces parties commencent à devenir édémateuſes, il ne s'agit que de ſe frotter la partie affectée avec de la chaux vive en poudre, enſuite laver avec de l'eau froide l'endroit affecté; ce remède eſt fort ſimple.

Recette contre la Morfure des Coufins.

151. On prendra un peu de thériaque de Venife, que l'on mêlera avec de
l'huile douce; on l'appliquera fur la piqûre, & en fix heures de temps, on eft
guéri.

Ou bien, on prendra des feuilles de
fureau vert ou de rue, égale quantité
de chaque; on les pilera dans un mortier & fur chaque taffe de fuc de ces
plantes, on ajoutera moitié autant de
vinaigre & deux gros de fel commun.

Recette contre les Contufions.

152. Humectez du fon avec de l'u-
rine, ajoutez-y un peu d'efprit de corne
de cerf ou de fel ammoniac en poudre,
& appliquez le tout fur la partie con-
tufe en forme de cataplafme, ou bien faites
diffoudre du fel ammoniac dans un peu
d'urine & de vin blanc; faites-les chauffer, trempez-y une compreffe que vous
appliquerez fur le mal & que vous re-
nouvelerez au befoin.

*Remède contre la Morfure des Animaux
enragés.*

153. Chriftophe Roëfler, premier médecin du prince de Bragants, dit qu'une

Dame de son voisinage avoit fait prendre deux mouches de Mai (espèce d'es-
carbot ou scarabée), après leur avoir ôté
la tête, à deux jeunes enfans qui avoient
été mordus d'un chien enragé ; ce remède les rendit d'abord si malades qu'ils
étoient prêts à expirer ; ensuite après
avoir uriné du sang, ils furent parfaitement guéris en peu d'heures. La fille
de cette Dame a donné le même remède
à une domestique qui avoit été mordue
en plusieurs endroits par un chien enragé & qui fut aussi guérie en un temps
fort court.

Recette pour les *Fleurs blanches & Flux de Ventre.*

154. On prendra tous les soirs en se
mettant au lit, une cuillerée de décoction d'ipecacuana, ce que l'on continuera
pendant une saison entière. Cette décoction se fera en mettant bouillir une demi-
once de cette racine grossièrement pulvérisée dans une pinte d'eau, pendant
vingt ou trente minutes.

Recette contre le Scorbut.

155. Mêlez ensemble dans un mortier de pierre, une once de crème de
tartre & une demi-once de fleurs de sou-

fre ; faites-en onze prises, on en prendra une dose dans une forte décoction de racines de réglisse, ce que l'on répétera à une ou deux fois le jour pendant long-temps.

Recette contre la Toux qui provient du Rhume.

156. Faites bouillir une livre de miel, après l'avoir écumé, jetez-y un limon, écorce & tout, coupé d'abord par tranches fort minces, laissez-le bouillir jusqu'à ce qu'il soit tendre ; ajoutez-y deux scrupules de safran déchiré en petits morceaux.

Le malade mangera un peu de l'écorce & prendra souvent un peu de sirop, pour adoucir & guérir la toux.

Remède contre le Cancer.

157. Il faut appliquer, dit-on, sur les différens ulcères autant de crapauds qu'il y en a, on les enveloppe dans des sacs de mousseline, ces crapauds s'attachent comme des sangsues, sucent prodigieusement, & après s'être remplis, ils se détachent & meurent en paroissant souffrir violemment ; il faut réitérer plusieurs fois ce prétendu remède.

Remède contre la Fièvre.

158. M. Stone, médecin célèbre, n'employe pour cette guérison que de l'écorce féchée & pilée de faule, qu'il prescrit de quatre heures en quatre heures, à la dose d'un gros, pendant vingt-quatre heures.

Autre.

159. Prenez une cuillerée ordinaire de fleurs de foufre, dans un demi-feptier de vin, au moment que vous attendez la fièvre.

Cataplafme pour le Charbon.

160. Prenez du fuc d'ache, mêlez-le avec une fuffifante quantité de farine de feigle, ajoutez-y deux ou trois jaunes d'œufs & un peu d'huile rofat, faites un cataplafme pour appliquer fur le charbon.

Fomentation fur les Mammelles pour faire paffer le Lait.

161. Prenez une once de racines d'ache, une demi-once de cumin & une pareille quantité de coriandre, faites bouillir le tout dans une fuffifante quantité d'eau de menthe & de vinaigre dif-

tillé, paffez la décoction & fervez-vous-
en pour en fomenter les mammelles.

*Onguent de Tournefort, pour faire paffer
le Lait.*

162. Prenez parties égales de feuilles
d'ache & de menthe, faites-les bouillir
dans du fain-doux, paffez enfuite par un
tamis & faupoudrez ce qui eft paffé
avec de la poudre de femence d'ache,
appliquez ce remède chaud fur les mammelles.

Cataplafme pour l'Hernie Ombilicale.

163. Prenez de la percefeuille, de la
pilofelle, de la turquette, du plantain &
de la mouffe de prunier fauvage, faites
bouillir le tout dans du vin rouge, pour
faire un cataplafme à appliquer fur la
partie malade.

*Remède excellent pour arrêter les Chaudes
Piffes.*

164. Prenez un demi-gros de cantharides, du fuc épaiffi d'hypocifte, de
la gomme ou extrait de gayac, de chacun un gros, de la cochenille une once,
faites infufer le tout pendant vingt-quatre heures au bain-marie dans une livre
d'efprit de vin, paffez & gardez pour

l'ufage ; la dofe eft depuis une demi-
once à prendre deux fois par jour, le
matin à jeun & le foir en fe couchant ;
on prend cette dofe dans un verre de
décoction de gayac ; on peut auffi préparer cette teinture, en l'expofant au
foleil pendant l'été, en la remuant &
l'agitant de temps à autre ; *c'eft le fecret
de M. Maréchal, chirurgien ; il demande
une main habile pour l'adminiftrer.*

Autre à peu près pareil, de Lifter, contre la même maladie.

165. Prenez efprit de vin très-rec-
tifié une demi-livre, gomme de gayac
une once & demie, cantharides un gros,
cochenillé deux onces, fuc d'hypocifte deux gros, efprit de foufre un
fcrupule, digérez fur des cendres chaudes pendant douze heures & filtrez au travers du papier gris. La dofe eft de
quarante gouttes à prendre matin &
foir dans de la bière.

Remède contre l'Hydropifie.

166. Prenez du fel de genêt, deux
gros & pareille quantité de fel d'abfynthe, délayez dans une livre de décoction de chicorée, après y avoir fait in-

fuſer un gros de rhubarbe renfermé dans un nouet.

Sirop compoſé d'Eryſimum, vanté dans le Rhume & l'Aſthme.

167. Prenez ſix poignées d'eriſimum récemment cueillies, des racines d'enula campana, de pas-d'âne encore toutes fraîches, de la régliſſe, de chacune deux onces, de la bourrache, de la chicorée, du capillaire, de chacun une poignée & demie, des fleurs cordiales d'anthos, de ſtœchas ou de bétoine, de chacune une demi-poignée, de l'anis, des raiſins de corynthe mondées, deux onces, après avoir coupé, concaſſé & haché ce qui doit l'être, faites du tout une décoction ſelon l'art dans une ſuffiſante quantité d'hydromel orgé, paſſez enſuite & ajoutez-y une ſuffiſante quantité de ſucre pour un ſirop.

Eau contre la Brûlure.

168. Prenez une demi-livre d'eau diſtillée des feuilles de fougère, avec pareille quantité de phlegme de vitriol & d'alun, faites entrer dans ce mélange une poignée de bouillon blanc, autant de lierre, dix écreviſſes de rivières, autant de grenouilles & de limaçons rou-

gés, diftillez le tout & baffinez de cette eau diftillée la partie brûlée.

Liniment contre la Corruption des Gencives.

169. Prenez de la poudre des feuilles de pafferofe, demi-once, de l'alun auffi en poudre, un demi-gros, faites-en un liniment avec une fuffifante quantité de miel rofat, dont on oindra tous les matins les gencives.

Tifane contre la Rétention d'Urine.

170. Faites bouillir dans quatre pintes d'eau, une poignée de feuilles de marrube & autant de celles de romarin, une demi-pincée de femences de perfil, une once de raifin de corynthe, autant de febeftes & de jujubes, ajoutez un bâton de réglifſe fur la fin & trois cuillerées de miel.

Fomentation contre la Pleuréfie.

171. Prenez des fommités de mélilot, de pariétaire, deux poignées de chacune, des feuilles de bétoine une poignée, de la guimauve une poignée & demie, des fleurs de camomille une demi-poignée; faites bouillir le tout dans une fuffifante quantité d'eau, pour en faire des fomentations fréquentes fur le côté affecté.

Remède contre la Suppreſſion d'Urine.

172. Mettez deux livres de *lamium*
de Pline , autrement de la méliſſe de
Tragus , avec autant d'herniaire, ou
turquette dans un alambic, ſaupoudrez-
les de ſel, ajoutez-y un peu d'eau, &
les laiſſez en digeſtion pendant trois
jours , après quoi diſtillez-les au bain
marie , cohobez l'eau diſtillée juſqu'à
trois fois, ſur de nouvelles herbes pilées , qui auront auſſi fermenté & gardez
la dernière eau dans une bouteille bien
bouchée ; on en donne quatre onces
avec autant de vin blanc , de quatre
heures en quatre heures, & il faut oindre en même temps le bas-ventre , le
périné & la région des reins avec l'huile
ſuivante. Faites infuſer au ſoleil pendant
trois jours dans de l'huile d'olive , ou
faites bouillir légèrement dans cette
huile une poignée de cloportes , dix
cantharides & un ſcrupule de ſemence
d'ammi, on peut donner un lavement
fait avec la décoction de mauve, du lamium de Pline , & la turquette , dans
laquelle on fait bouillir deux gros de
bois néphrétique rapé.

Sirop

Sirop de longue Vie.

173. Il faut mettre dans un chaudron, douze livres de miel de Narbonne, huit livres de fuc de mercuriale, & deux livres de fuc de bourrache, le chaudron étant fur le feu, on mêlera avec une fpatule de bois, le fuc & le miel, & on les paffera par une chauffe de drap, fans les faire bouillir; enfuite on y ajoutera trois chopines de vin blanc, dans lequel on aura fait infufer à froid pendant vingt-quatre heures, quatre onces de racines de gentiane coupée menue, on remettra le chaudron fur le feu, on mêlera bien les fucs avec le vin & avec les morceaux de gentiane, & on paffera le tout par la même chauffe, fans le faire bouillir; après quoi on fera cuire à gros bouillons ce qui fera paffé, jufqu'à ce qu'il foit en confiftance de firop. On en prendra une cuillerée le matin à jeun, & on ne mangera que deux heures après. Il tient le ventre libre, purifie le fang, préferve de la goutte, de la fciatique & de femblables maladies; ce firop n'eft pas bon à ceux qui font d'un tempérament fec & mélancolique & aux bilieux.

F

Onguent contre la Morfure des Chiens enragés.

174. Prenez de vieilles noix & des oignons, de la graiffe de porc jeune & des miettes de pain, mêlez le tout exactement pour faire un onguent qu'on appliquera fur la morfure des chiens enragés.

Remède affuré pour procurer les Menftrues, fuivant Mathiole.

175. Prenez des noix purgées de leur coquille, faites-les infufer dans de l'eau, jufqu'à ce que la petite eau qui enveloppe les noyaux, puiffe être féparée, ce qui étant fait, on les fait infufer dans de l'eau-de-vie pendant deux jours & on donne à la malade dix à douze jours avant le temps des règles, deux ou trois de ces noix, tous les matins à jeun pendant dix jours de fuite.

Onguent contre la Brûlure.

176. Prenez de la cire jaune, de l'onguent populeum, quatre onces de chacun, de l'huile de noix, un demi-feptier, mêlez le tout dans un pot de terre, après avoir fait fondre la cire, on y mêle l'onguent & fur le tout l'huile de noix.

Onguent merveilleux contre la Gangrène.

177. Prenez de la cire neuve ou récente, de la gomme élemi, trois onces
& trois gros de chacun, de la colophane,
sept onces & demie, faites fondre le tout
dans un pot de terre à un feu lent; mêlez
sur le tout de l'huile de noix, cinq onces,
après quoi coulez & sur la colature chaude, délayez du styrax liquide, trois onces & trois gros; on peut se servir de
cet onguent pour résoudre les tumeurs
des articulations, en y ajoutant un peu
de fleurs de soufre.

Opiate contre les Vertiges & l'Épilepsie.

178. Prenez de la poudre de semence
de cumin, une livre, du suc de pariétaire
dépuré & épaissi en consistance d'extrait,
demi-livre, de la poudre des feuilles &
fleurs sèches de marjolaine, six onces,
du miel de Narbonne ou du meilleur,
ce qu'il en faut pour faire l'opiate. Cet
opiate est très-bon pour les vertiges,
pour l'épilepsie des adultes & pour celle
des petits enfans; il est aussi très-vanté
pour prévenir les attaques d'apoplexie
dans ceux qui en sont menacés ou même
qui en ont eu des atteintes, la dose est
d'un gros pour les adultes; on y peut

F ij

ajouter dans ce dernier cas, la fiente de paon, avec la poudre de pivoine mâle.

Remède excellent contre les Vers.

179. Prenez de la corne de cerf préparée philofophiquement, de la racine de fougère, chacune de deux gros de la Caroline, de la femence contre vers, de celle de l'eupatoire de mefué, de chacune un gros, de la myrrhe choifie, du bois d'aloës, des fleurs de foufre, de chacun demi-gros, du fel nitre fixe trois gros, mettez le tout en poudre & le mêlez. La dofe eft d'un gros pour les adultes, que l'on fera prendre dans quatre ou cinq onces d'eau de chiendent ou de pourpier.

Onguent contre la Brûlure.

180. On fait bouillir une livre d'écorce moyenne de fureau, dans deux livres d'huile d'olive, lavée plufieurs fois avec l'eau des fleurs de fureau; on fait encore mieux, fi l'on fait l'huile de fureau, par l'infufion réitérée des fleurs. On paffe l'huile par un linge lorfque l'écorce eft noire & affez cuite, on y ajoute quatre onces de cire neuve, & autant de fuc des tendrons de cette plante, qu'on fait bouillir jufqu'à la compofition de cet on-

guent; cela fait, on tire la baſſine du feu, & on mêle avec l'huile de ſureau deux onces de térébenthine, quatre onces d'encens mâle, & deux jaunes d'œufs durcis; l'on garde l'onguent dans un pot de grès.

Autre.

181. Prenez des fleurs & de l'écorce moyenne de ſureau, deux onces de chacune, on les fait infuſer pendant une ſemaine ou deux, dans huit onces d'huile roſat, dans un alembic, après les avoir pilées & découpées; on les fait bouillir enſuite pour conſommer l'humidité, & on coule le tout, en preſſant fortement les fleurs & l'écorce & ſur cette huile chaude, on fait fondre deux onces de cire neuve, en y ajoutant trois ou quatre jaunes d'œufs, avec demi-once ou ſix gros d'extrait fait de la décoction des fleurs & de l'écorce, épaiſſie en conſiſtance d'extrait.

Mélange contre le Charbon.

182. Prenez des ſucs tirés de la grande confoude, de la ſcabieuſe, du ſouci ſauvage, de chacun une once, de la vieille thériaque, quatre ſcrupules, du ſel, un gros, avec deux jaunes d'œufs, mê-

lez le tout & en faites une efpèce d'onguent, que vous appliquerez fur le charbon, après l'avoir fcarifié, l'écharre tom-
bé, on achevera la cure avec l'onguent
d'ache.

Tifane contre la Toux sèche.

183. On prend quatre poignées de
feuilles de pas d'âne, mêlées avec trois
pincées de fes fleurs, deux poignées de
fommités d'hyffope, une once de raifins
fecs, trois cuillerées de miel de Narbonne; l'on met le tout dans le fond d'un
pot, & l'on y verfe quatre pintes d'eau
bouillante; on laiffe jeter trois bouillons
feulement, on en retire le pot du feu,
on le couvre, on paffe la tifane par le
couloir, lorfqu'elle eft refroidie.

Décoction blanche des Anglois, propre à être fubftituée aux Eaux minérales fa- vonneufes.

184. Prenez de la corne de cerf calcinée
& préparée philofophiquement, de la mie
de pain de feigle, de chacune deux onces,
faites bouillir dans quatre livres d'eau
claire, jufqu'à la diminution de la moitié.
Paffez cette liqueur, ajoutez à la colature
qui reffemble à du lait, deux onces de fucre blanc ou autant de firop de pommes

compofé, ou de celui de cinq racines ou de quelqu'autre fuivant les circonftances.

Eau Purgative artificielle.

185. Prenez fel commun, trois livres, faites-le fondre dans une fuffifante quantité d'eau claire, filtrez cette folution, & ajoutez-y peu à peu de l'huile de vitriol bien rectifié, une fuffifante quantité jufqu'au point de faturation, ou bien deux livres; diftillez enfuite dans une cornue de verre jufqu'à ficcité; faites calciner à feu ouvert dans un creufet la maffe qui eft reftée dans la cornue, faites-la fondre dans l'eau chaude, filtrez, faites évaporer cette liqueur, jufqu'à ce qu'il y ait une pellicule deffus, placez-la enfuite dans un lieu froid pour la faire criftallifer; féparez les criftaux de la liqueur, & gardez-les pour l'ufage.

On peut ordonner une demi-once, une once & une once & demie de ce fel, que l'on fait fondre dans deux, trois ou quatre livres d'eau claire de cette forte.

Prenez eau claire & bouillante, quatre livres, faites-y fondre dix gros de fel purgatif amer. Le malade boira cette eau chaude le matin à jeun dans l'efpace de deux heures.

F iv

Eau Minérale factice, apéritive & diurétique, propre contre les Obstructions des Viscères & pour chasser les Graviers qui sont dans les reins.

186. Prenez nitre purifié, deux gros, faites-le fondre dans deux livres d'eau claire & tiède, le malade en boira par verrées : ou bien,

Prenez terre foliée de tartre un gros, faites fondre dans une livre d'eau claire; le malade boira cette eau dans l'espace d'une heure.

Autre Eau Minérale factice, propre à dissoudre la Pituite trop épaisse & trop tenace qui séjourne dans les glandes les plus éloignées & pour les faire passer par les selles & les urines,

187. Prenez sel végétal une demi-once, faites-le fondre dans quatre livres d'eau commune ; le malade le boira dans l'espace de deux heures en se promenant.

Bain excellent contre les Douleurs de la Goutte Sciatique, pour le Rhumatisme & la Paralysie.

188. Prenez feuilles de mauve, de camomille, de mélilot, d'aurone, de tanaisie, de sauge, de chacune un petit pa-

quet, racines de brioine blanche, d'ariftoloche ronde, d'iris de notre pays, de
chacun quatre onces, bayes de laurier
& de genièvre, de chacune deux onces, eau mère du nitre, une livre ; faites
bouillir dans une fuffifante quantité d'eau
de rivière pour un bain, que le malade
prendra matin & foir, l'eau étant tiède,
long-temps après avoir mangé & après
avoir fait prendre ce qui eft néceffaire. Il
continuera pendant trois jours, plus ou
moins felon le befoin.

*Eau Thermale fulfureufe, factice, propre
à être employée dans le même cas que
l'Eau naturelle.*

189. Prenez tartre cru, foufre de couleur de citron, parties égales, pulvéri-
féz-les & les mêlez, jetez-en de temps
en temps dans un creufet rougi fur les
charbons ; après avoir fait la déflagra-
tion de ce mêlange, mettez dans un
cellier, la matière qui refte pour la faire
fondre. Filtrez la liqueur & gardez-la
pour l'ufage.

On préparera enfuite un bain, dans
lequel on mettra une cuillerée de cette
liqueur lixivielle, pour deux livres d'eau.

F v

Potion contre la Dyssenterie, le Flux de ventre & les Hémorroïdes.

190. Prenez terre sigillée un gros, sirop de coings une once, eau de plantain & de renouée, de chacune trois onces ; mêlez le tout, faites-en une potion à prendre par cuillerées.

Opiat contre les mêmes Maladies.

191. Prenez de la terre sigillée, de la conserve de roses & de cynorrhodon, de chacune une demi-once, une suffisante quantité de sirop d'épine vinette ; faites un opiat, on en fait prendre au malade soir & matin jusqu'à un gros.

Potion contre les Fièvres Malignes.

192. Prenez terre sigillée un demi-gros, sirop d'œillets de jardin une once, eaux de mélisse, de scorsonère & de chardon bénit, de chacune deux onces, eau thériacale, six gros ; faites une potion à prendre par cuillerées.

Julep contre la Dyssenterie & le Flux de ventre.

193. Prenez bol d'Arménie préparé, terre sigillée, thériaque, de chacun un demi-gros, sirop de roses sèches, une

once, eau de frais de grenouille six onces, mêlez le tout, faites un julep que l'on fera prendre par cuillerées dans la dyſſenterie & le flux de ventre.

Bol contre les mêmes Maladies.

194. Prenez bol d'Arménie préparé, ſang de dragon, maſtic, de chacun un ſcrupule, alun de roche purifié, quinze grains, mêlez avec cinq cuillerées de ſirop de myrthe ſauvage ; faites un bol pour l'hémorragie, que l'on répétera de quatre heures en quatre heures, juſqu'à ce que le ſang ſoit arrêté ; on fera boire après chaque bol un verre de décoction de grande conſoude.

Poudre contre les Plaies & Hémorragies à l'extérieur.

195. Prenez bol d'Arménie, terre ſigillée, ſang de dragon, de chacun deux gros, aloës, myrthe, colcothar, de chacun un gros, faites une poudre pour appliquer ſur la partie d'où découle le ſang.

Cataplaſme contre les Bleſſures.

196. Prenez bol d'Arménie ſuffiſante quantité, mêlez-le avec du blanc d'œuf & de l'eau de roſe, en l'agitant appli-

quez-le sur la partie bleſſée, en forme de cataplaſme fait avec des étoupes de chanvre; appliquez par deſſus des bandes trempées dans l'oxicrat.

Suppoſitoire pour exciter la Digeſtion des matières endurcies.

197. Prenez miel écumé, deux onces, ſel gemme, une once & demie, faites cuire juſqu'à dureté convenable pour des ſuppoſitoires, ou prenez miel cuit juſqu'à ſuffiſante durée, une once ſel gemme, poudre d'hierapicra, de chacun un demi-gros, *diagrède* quatre grains; mêlez, faites des ſuppoſitoires pour ſolliciter le ventre qui eſt trop dur.

Lavement contre l'Apoplexie & les Affections Soporeuſes.

198. Prenez racines de pyrèthre une demi-once, feuilles de tabac & de rue, de chacune une poignée, feuilles de ſené, agaric & pulpe de coloquinte, de chacun deux gros, faites bouillir dans une ſuffiſante quantité d'eau commune, réduite à douze onces; faites diſſoudre dans la colature ſel gemme, deux gros, ajoutez du vin émétique, trois onces. Ce lavement eſt bon dans l'apoplexie & les affections ſoporeuſes.

Cataplasme propre à résoudre la matière de la
Goutte, à en appaiser les douleurs ou
celles de la Sciatique.

199. Prenez son de froment une livre, sel commun une demi-once, vin
cuit ou résiné suffisante quantité; & faites-les cuire, pour appliquer en forme
de cataplasme sur la partie douloureuse.

Topique contre les maladies du Cerveau, qui
dépendent de l'humidité & de la pituite, &
pour les maux de Tête qui dépendent
d'une cause humide ou d'un catarre.

200. Prenez du son grossier une demi-livre, millet quatre onces, sel commun une once; faites-les rôtir ensemble
dans une poële; mettez-les dans deux
petits sacs, que vous piquerez comme
il convient pour les appliquer sur la tête.

Remède pour dissoudre & chasser le mal
des Reins.

201. Prenez eaux de fraisier & de
saxifrage, de chacune trois onces, bon
vin blanc six onces, huile d'amandes
douces deux onces, esprit de sel dul-
cifié un gros, mêlez pour trois doses. La
première se prendra la plus chaude que
l'on pourra, la seconde se prendra de

la même manière six heures après ; si la
seconde est encore sans effet, on en
prendra encore la troisième de la même
manière, ou prenez eau de pariétaire &
de saxifrage, de chacune trois onces,
sirop violat une once, esprit de sel,
quinze ou vingt gouttes, ou bien jusqu'à
une agréable acidité.

Remède contre les Hernies, rendu public
par la libéralité du Roi.

202. Il consiste à faire prendre tous
les matins à jeun, pendant trois semaines, de l'esprit de sel mêlé dans du vin
rouge ; mais en variant la dose suivant
l'âge du malade, qui ne prend ni solide
ni liquide, que quatre heures après avoir
pris ce remède. Si l'estomac s'en trouve
incommodé, on s'en abstient un ou deux
jours, s'il est nécessaire. La dose de ce
remède pour les enfans de deux ans jusqu'à six ans, est de trois ou quatre gouttes, avec une ou deux cuillerées de vin
rouge.

Depuis six ans jusqu'à dix, elle est
d'un gros d'esprit mêlé exactement avec
un demi-septier de vin rouge. On prend
encore deux onces un peu plus, un peu
moins de ce mêlange, tous les jours, en
sorte qu'il suffise pour sept jours ; on le

rérère jufqu'à ce qu'on l'ait pris pendant trois femaines.

Depuis dix ans jufqu'à quatorze, la dofe de l'efprit eft de deux gros; depuis quatorze jufqu'à dix-huit, elle eft de deux gros & demi; depuis dix-huit jufqu'à quatre-vingt, ou jufqu'à la fin de la vie, la dofe eft de cinq gros. Pendant l'efpace de quatre mois, à commencer depuis l'ufage de ce remède, il faut porter nuit & jour un bandage élaftique d'acier, qui retienne exactement l'hernie. Il né faut jamais s'affeoir, mais être toujours debout & couché; il faut faire beaucoup d'exercice, ne point monter à cheval ni aller en carroffe, & ne point faire de faute dans le boire & le manger, ni dans la diète. On met l'emplâtre fuivant avec le bandage, après avoir rafé les poils.

Prenez maftic une demi-once, laudanum trois gros, hypocifte un gros, noix de cyprès féchées trois gros, terre figillée un gros, poix noire trois onces, térébenthine de Venife une once, cire neuve jaune une once, racine de grande confoude fèche une demi-once, faites un emplâtre félon l'art.

Poudre dans la Fièvre maligne & inflam-
matoire.

203. Prenez diaphorétique minéral
deux gros, corail rouge, nacre de
perles préparé, de chacun un demi-
gros, nitre purifié un gros, mêlez,
faites une poudre, dont la dose est d'un
gros, qu'on donnera de trois heures en
trois heures, dans une suffisante quantité d'eau de chardon bénit.

Bol contre les mêmes Maladies.

204. Prenez besoard minéral trois
gros, nitre purifié deux gros, camphre un gros, mêlez avec suffisante quantité de sirop d'œillets de jardin, ou de
sirop d'écorce de citron, faites des bols,
dont la dose de chacun sera un gros.

Julep pour le même cas.

205. Prenez eaux d'ulmaria, de mélisse & de chardon bénit, de chacune
une once, cristal minéral un gros,
sirop de limon une once; mêlez, faites
un julep que l'on donnera par cuillerées.

Gargarisme, lorsque la Langue est rude, sè-
che ou noire.

206. Prenez nitre purifié un gros,
suc ou eau de joubarbe quatre onces,
faites un gargarisme, dont on se gar-
garisera fort utilement la langue & le
gosier : ou

Prenez beurre frais lavé dans l'eau de
morelle, deux onces, cristal minéral
un demi-gros ; mêlez & gardez ce mêlange dans de l'eau fraîche. On en donnera de la grosseur d'un pois, ou d'une
fève plusieurs fois le jour, & le malade
le retiendra long-temps dans la bouche.

Gargarisme contre la Squinancie.

207. Prenez décoction d'orge & d'aigremoine, de chacune six onces, faites
dissoudre sel de prunelle un gros, sirop
de mûres une once. Faites un gargarisme ; ou bien prenez eaux de plantain,
de morelle, de chevrefeuille, de chacune six onces, miel rosat une once,
sel de prunelle un gros, mêlez, faites
un gargarisme.

Collyre pour appaiser & dissiper les In-
flammations des Yeux & pour prévenir
les Fluxions.

208. Prenez vitriol blanc un scrupule, roses rouges ou feuilles de plantain
quatre onces, faites dissoudre le vitriol
dans l'eau chaude, passez au travers d'un
linge ; servez-vous de cette eau en la
faisant couler goutte à goutte dans l'œil :
si elle irrite trop par son acrimonie, on
l'adoucira en ajoutant de la nouvelle eau
de plantain.

Autre.

209. Prenez racines d'iris de Florence
un scrupule, eaux de rose & de plantain
de chacune trois onces, faites-les bouillir à un feu lent jusqu'à la diminution
de la troisième partie. Ajoutez à la colature du vitriol blanc huit grains, faites
un collyre.

Diaphorétique de Paracelse contre les Ma-
ladies aiguës.

210. Prenez esprit volatil de vitriol
une once, esprit de tartre rectifié trois
onces, eau thériacale cinq onces, faites
un mêlange de ces trois liqueurs, que
l'on appelle *Mixtura de tribus.* Il excite

la fueur, réfifte à la pourriture, & s'employe avec fuccès dans les maladies malignes, depuis un fcrupule jufqu'à un gros.

Julep contre les Pertes de Sang.

211. Prenez alun de roche un gros, faites diffoudre dans de l'eau de plantain & de centinode de chacune trois onces ; ajoutez-y du firop d'aubépine une once, faites un julep à prendre par cuillerées.

Gargarifme dans la Squinancie.

212. Prenez rofes rouges & alun, de chacun un gros ; faites bouillir dans huit onces d'eau de plantain, délayez dans la colature du firop de mûres une once, faites un gargarifme.

Gargarifme contre les Maladies Scorbutiques des Gencives.

213. Prenez camphre une once, alun deux onces, fucre candi quatre onces, eau-de-vie deux livres, remuez pendant deux jours, filtrez la liqueur & gardez-la pour l'ufage.

*Remède contre le gonflement des Amygdales
& de la Luette , & pour la Paralyfie de la
langue , qui vient d'humeurs pituiteufes
& vifqueufes.*

214. Prenez racine d'iris de Florence, poivre & gingembre de chacun un
demi-gros, fel ammoniac un gros ; mêlez, faites une poudre pour un apo-
phlegmatifme, & prenez fleurs de fureau fix onces, efprit de cochlearia un
gros, mêlez, faites un gargarifme.

Remède contre la Suppreffion des Menftrues.

215. Prenez borax vingt grains, myrrhe douze grains, fafran trois grains,
huile de cannelle une goutte, mêlez,
faites une poudre que l'on peut prendre
dans du vin ou avec S. Q. de firop
d'armoife, dans le temps que les règles
ont coutume de paroître.

*Bol contre les Lochies ou Arrière-Faix
retenu.*

216. Prenez borax & myrrhe de chacun quinze grains, racine d'ariftoloche
& fafran de chacune trois grains, huile
de fabine deux gouttes, firop des cinq
racines S. Q. mêlez, faites un bol.

Poudre purgative dans les maladies Caché-tiques.

217. Prenez crème de tartre deux gros, diagrède quatre grains, mêlez, faites une poudre purgative pour les maladies cachétiques.

Poudre pour lâcher doucement le Ventre & lever les Obſtructions.

218. Prenez criſtaux de tartre & feuilles de ſené de chacun deux onces, cannelle trois gros, cloux de gérofle un demi-gros ; mêlez, faites une poudre pour lâcher doucement le ventre & lever les obſtructions. La doſe eſt depuis un demi-gros juſqu'à deux gros.

Poudre contre les Pâles Couleurs & la Cachéxie.

219. Prenez rouille de mars préparée à la roſée quinze grains, crème de tartre un ſcrupule, ſafran trois grains, cannelle un ſcrupule ; mêlez, faites une poudre que l'on donnera deux fois le jour dans les pâles couleurs & la cachéxie.

Électuaire contre les Fièvres Intermittentes.

220. Prenez écorce du Pérou une once, crème de tartre une demi-once, jalap en poudre un demi-gros, sirop d'absinthe suffisante quantité ; mêlez, faites un électuaire dont la dose est d'un gros ou d'un gros & demi, trois ou quatre fois le jour dans les fièvres intermittentes, cachétiques avec œdème ou leucophlegmatie.

Poudre contre les Fièvres Intermittentes.

221. Prenez crème de tartre cinq gros, roses rouges sèches en poudre un gros, esprit de vitriol quelques gouttes, faites une poudre, dont la dose est d'un demi-gros deux ou trois fois le jour dans les fièvres intermittentes & pour tempérer les humeurs bilieuses, répandues dans l'estomac & qui infectent la salive; pour guérir les nausées, le dégoût & l'amertume de la bouche & pour exciter la digestion des alimens.

Sel végétal, ou Tartre Soluble. Manière de le faire.

222. Prenez cristaux de tartre huit onces, sel de tartre 4 onces, mêlez & versez dessus de l'eau bouillante 4 livres,

faites bouillir pendant une heure ou environ ; laiffez refroidir la folution, & paffez-la dans la chauffe d'Hypocrate, & évaporez jufqu'à pellicule. Enfuite placez dans un lieu frais, afin que les criftaux fe forment : féparez la liqueur & évaporez-la jufqu'à pellicule & formez des criftaux ; ce que l'on répétera jufqu'à ce que la liqueur trop graffe & huileufe ne fe forme plus en criftaux, on en aura environ douze onces, que l'on fera fécher & que l'on gardera pour l'ufage.

Ce remède eft apéritif & laxatif ; il eft fort utile dans les maladies cachectiques & dans les obftructions des vifcères. Il augmente la force des purgatifs, c'eft pourquoi on le mêle fouvent dans les purgations. La dofe eft depuis un fcrupule jufqu'à deux gros, ou même quelquefois jufqu'à fix & une once. On les prefcrit dans du bouillon ou dans deux livres d'apozèmes apéritifs pour purger ; car alors il purge doucement & fans peine.

Poudre contre la Foibleffe d'Eftomac.

223. Prenez racines d'acorus en poudre quinze grains, racines d'aulnée dix grains, ambre-gris trois gros, fucre candi un fcrupule, mêlez, faites une

poudre, ou bien faites-en un bol avec
suffisante quantité de sirop de coings ou
de menthe.

Infusion dans les Coliques Venteuses, &
propre pour prévenir les Maladies Con-
tagieuses.

224. Prenez racines d'acorus coupées
par tranches deux gros, faites infuser
dans six livres de bon vin, que le malade
boira pour exciter l'appétit, pour appaiser la douleur des coliques venteuses
& pour prévenir les maladies contagieu-
ses.

Potion sudorifique contre la Peste.

225. Prenez racine d'angélique en
poudre un demi-gros, faites-la avaler
au pestiféré avec l'eau de chardon bénit
ou d'angélique ; réitérez cette potion
de six heures en six heures pour exciter
la sueur & pour guérir la peste.

Infusion propre à prévenir la Phthysie ou
l'Ulcération des Poumons.

226. Prenez eau de fleurs de tussilage
deux onces; faites-y infuser pendant la
nuit, le premier jour, une feuille d'aristoloche longue ; le second deux ; le troisième 3, le quatrième 4, le cinquième 5,
le

le fixième 6, le feptième 7 feuilles, le huitième 6, le neuvième 7, le dixième 4, le onzième 3, le douzième 2, le treizième une feuille.

Opiat pour provoquer les Lochies arrêtées.

227. Prenez ariftoloche trois gros, cannelle un gros, fafran un fcrupule, faites un opiat avec du firop d'armoife, dont la dofe fera d'un gros, que l'on fera prendre tous les quatre heures, pour provoquer les lochies arrêtées.

Remède en cas de Suppreffion des Lochies.

228. Prenez racines d'*althœa*, de brioine, d'ariftoloche longue & ronde, de chacune deux onces, feuilles de mercuriales, d'armoife, de fabine, de chacune une poignée, fleurs de camomille, de mélilot, de tanaifie, de chacune une pincée : coupez & pilez felon l'art; faites bouillir dans fuffifante quantité d'eau de fontaine : mettez le tout dans de petits facs, que vous appliquerez fur le bas-ventre & fur les parties dans la fuppreffion des lochies.

Bol contre la Gonorrhée.

229. Prenez racine de butua pulvérifée dix-huit grains, panacée mercu-

G

rielle dix grains, firop de lierre terreftre, ou baume de capahu, fuffifante
quantité ; faites un bol que l'on réitérera
matin & foir pour guérir la gonorrhée.

Boiſſon pour prévenir le Calcul.

230. Prenez racine de butua coupée
par petits morceaux un fcrupule, faites
bouillir féparément dans un verre d'eau ;
paſſez la liqueur, adouciſſez-la avec un
peu de fucre, ou avec fuffifante quantité
de firop de cinq racines ; le malade prendra cette liqueur le matin à jeun, il le réitérera pendant huit jours, tous les mois,
pour prévenir le calcul.

Remède contre la Colique Néphrétique,
la Suppreſſion d'Urine, la Jauniſſe &
l'Aſthme Humoral.

231. Prenez racine de butua concaffée deux gros, faites bouillir dans vingt-
quatre onces d'eau commune réduites
à environ feize onces, paſſez la liqueur ;
partagez en trois dofes, que l'on fera
prendre chaude en forme de thé avec
un peu de fucre de demi-heure en demi-
heure, dans la néphrétique & la fup-
preſſion d'urine, foit qu'elle vienne de
grains de fable, foit même d'une urine
ténace & épaiſſe ; dans la jauniſſe, qui

vient de l'épaississement de la bile & dans l'asthme humoral.

Remède contre la Peste.

232. Prenez racine de carline sèche & pulvérisée un gros, faites-la prendre au malade dans un verre de bon vin avec une cuillerée de vinaigre thériacal, & placez le malade comme il convient pour le faire suer.

Tisane très-usitée contre les Fluxions, Douleurs de la Goutte & les Maladies Vénériennes.

233. Prenez racine de squine coupée par tranches une once, racine de salse-pareille deux onces, gayac une demi-once, réglisse ratissée six gros, faites infuser dans huit livres d'eau chaude pendant douze heures ; faites bouillir ensuite, jusqu'à ce qu'il n'en reste plus que les deux tiers. Sur la fin ajoutez safran trois gros ; laissez refroidir & passez au travers d'une étoffe, gardez cette tisane sudorifique pour l'usage. Le malade en boit quatre ou cinq verres par jour, ou il s'en sert pour sa boisson ordinaire.

*Liqueur contre les Rhumatifmes invétérés,
les douleurs de la Goutte, les affections
Cachétiques & les Maladies Vénériennes.*

234. Prenez racines de fquïne deux
onces, falfepareille, gayac, de chacun
quatre onces, feuilles de féné, rhubarbe
du Levant, réglisse, de chacune une once; polypode de chêne, rofes rouges,
de chacune deux onces, femence de coriandre deux gros, criftal minéral une
demi-once; faites infufer le tout pendant
vingt-quatre heures dans vingt livres
d'eau tiède. Enfuite faites bouillir jufqu'à la diminution d'un quart. Après
avoir retiré le vaiffeau du feu, ajoutez-y
un citron coupé par tranches; laiffez
refroidir la liqueur & paffez-la au travers d'une étoffe. Le malade en boira
deux livres tous les jours pendant trois
femaines pour les rhumatifmes invétérés,
les douleurs de la goutte, les affections
cachétiques & les maladies vénériennes.

*Bouillon de Limaçons dans la Phthyfie &
la Confomption.*

235. Prenez la partie mufqueufe de
huit ou dix limaçons bien cuits & deux
ou trois écreviffes de rivière, dont vous
ôterez la tête & les inteftins; pilez-les

& faites-les cuire dans du bouillon jusqu'à ce que ce dernier ait pris une couleur rouge; passez le bouillon & remettez-le sur le feu une seconde fois, & tandis qu'il bout, jetez-y deux ou trois pincées de cochlearia & autant de cresson de fontaine; retirez ensuite le vaisseau du feu & couvrez-le, délayez en même temps un jaune d'œuf dans une quantité suffisante de quelqu'autre bouillon; & lorsque le premier sera refroidi au point de le pouvoir prendre, mêlez le tout ensemble & ajoutez-y du sel ou du beurre, ou bien du macis à discrétion; ces bouillons doivent être pris à jeun pendant quelques semaines.

Sirop de Limaçons, contre les Maladies ci-dessus.

236. Prenez des limaçons de jardins ramassés avant le lever du soleil, une livre, séparez-les de leurs coquilles, & après les avoir coupés par morceaux, saupoudrez-les d'une demi-livre de sucre candi pulvérisé, mettez le tout sur un tamis dans un cellier avec un plat de terre au-dessous pour recevoir le sirop qui coulera; la dose en est d'une cuillerée d'heure en heure dans la toux férine, la phthysie & la consomption.

Décoction de Limaçons, dans la Toux, l'Oppression de poitrine & la Phthysie commençante.

237. Prenez des limaçons ordinaires de vigne ou de jardin, que vous arroserez un peu, & laverez dans trois eaux différentes, pour leur faire jeter la gourme & les bien dégorger, faites-les bouillir ensuite dans une pinte d'eau jusqu'à la consomption des deux tiers ; passez le tout avec expression & coupez cette eau avec pareille quantité de lait de vache, pour partager en deux doses à prendre tièdes, l'une le matin à jeun & l'autre sur les cinq heures du soir. Cette décoction, qui doit se continuer pendant un mois, est excellente contre la toux, l'oppression de poitrine & la phthysie commençante.

Cataplasmes contre les Loupes & les Articulations douloureuses.

238. Prenez des limaçons de jardin telle quantité que vous voudrez, pilez-les avec leurs coquilles & faites-les bien échauffer dans un plat de terre. Etendez-les ensuite sur le linge, & appliquez le tout en cataplasmes sur les loupes ou sur les articulations douloureu-

fes, les renouvelant toutes les vingt-quatre heures. Si l'on s'en fert pour les loupes, il faudra avoir foin de bien étuver la loupe auparavant avec une décoction de fauge dans du bon vin rouge, ce qu'on répétera toutes les fois qu'on renouvelera le cataplafme.

Remède contre le Flux de Sang & au commencement de la petite Vérole.

239. Prenez racine de contrayerva pulvérifée un demi-gros, perles & corne de cerf préparées philofophiquement, de chacune un fcrupule, mêlez dans de l'eau de méliffe ou de chardon bénit. Le malade en prendra dans les flux de ventre & au commencement de la petite vérole; ou

Prenez racine de contrayerva concaffée un gros, fantal rouge deux gros, faites infufer dans fix livres de vin blanc, paffez & faites boire au malade.

Liqueur à prendre dans la Petite Vérole & la Rougeole.

240. Prenez rapures de corne de cerf une once, faites bouillir dans fuffifante quantité d'eau commune jufqu'à une livre & demie; ajoutez fur la fin racines de contrayerva concaffée une once &

G iv

demie, cochenille un demi-gros. Paffez la liqueur, ajoutez eau de cannelle une once & demie, firop d'œillets de jardin deux onces; le malade boira de temps en temps de cette liqueur dans la petite vérole & la rougeole.

Gargarifme contre la Squinancie.

241. Prenez rofes rouges & alun de chacun un gros, faites bouillir dans huit onces d'eau de plantain, délayez dans la colature du firop de mûres une once, faites un gargarifme.

Collyre très-efficace pour appaifer l'Inflammation des Yeux & pour arrêter la Fluxion.

242. Prenez un blanc d'œuf, remuez-le dans un plat d'étain avec un morceau d'alun jufqu'à ce qu'il ait acquis la confiftance d'onguent, que vous étendez fur un linge & que vous appliquez tiède fur l'œil.

Gargarifme contre les Affections Scorbutiques des Gencives.

243. Prenez camphre une once, alun deux onces, fucre candi quatre onces, eau-de-vie deux livres, maniez pendant deux jours; filtrez la liqueur & gardez-la pour l'ufage.

Spécifique dans les Fièvres Intermittentes.

244. On calcine de l'alun fur les charbons ardens, on les jete tout chaud dans du vinaigre & on l'y diffout, on le coule & on le fait évaporer jufqu'à ce qu'il fe forme de beaux criftaux, dont la dofe eft depuis un fcrupule jufqu'à un gros, que l'on donne dans une liqueur convenable avant le redoublement.

Remède pour abforber & corriger les Aigreurs de l'Eftomac, & pour en rétablir les fonctions.

245. Prenez cette partie de la coquille d'huître qui eft creufe, en jetant celle qui eft plate ; lavez-la bien des ordures extérieures, & faites-la fécher pendant quelques jours au foleil : étant bien féchée, pilez-la dans un mortier de marbre : elle fe mettra en bouillie. Expofez-la de nouveau au foleil pour la fécher ; achevez de la piler & paffez la poudre par un tamis fin. La dofe en eft depuis vingt jufqu'à trente grains, dans cinq ou fix cuillerées de vin blanc ou d'eau de méliffe, le matin à jeun : il faut continuer à en prendre pendant trois femaines ou un mois.

G v

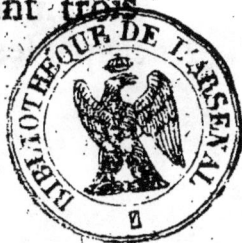

Poudre dans l'effervefcence du Sang &
dans les Aigreurs de l'Eftomac.

246. Prenez du nitre purifié deux
gros, du tartre vitriolé & des coquilles
d'huîtres préparées de chacun un gros,
du cinabre factice un fcrupule. Faites
du tout une poudre fine, convenable
dans l'effervefcence du fang & dans les
aigreurs de l'eftomac : la dofe en eft d'un
fcrupule trois fois le jour pour les adultes, & de douze grains deux fois le jour
pour les enfans, la continuant pendant
quelque temps, & fe purgeant à la fin.

Poudre contre le Vomiffement, les Cours
de Ventre & les Aigreurs de l'Eftomac.

247. Prenez de la craye, des yeux
d'écreviffes & de la poudre de coquil-
es d'huîtres, le tout préparé de chacun un gros ; de la noix mufcade un demi-
gros ; pulvérifez le tout & mêlez-le
exactement, pour prendre à la dofe d'un
fcrupule 2 heures après le dîner & autant après le fouper. On peut faire un
opiat de ces poudres & les incorporer avec le firop de rofes fèches.

Cette poudre convient dans les vo-
miffemens, dans les cours de ventre caufés par les aigreurs des premières voies, &

pour faciliter la digeſtion du lait, lorſqu'il eſt ſujet à s'aigrir dans certains eſtomacs.

Onction ſur les Hémorroïdes.

248. Prenez de la graiſſe de porc non ſalée ou de ſain-doux une once, une coquille d'huître calcinée & réduite en poudre, mêlez le tout exactement & faites-en le ſoir une onction ſur les hémorroïdes, en vous couchant : ce qui ſe répétera pendant quelques jours.

Poudre Abſorbante.

249. Prenez du corail rouge préparé, de la nacre de perles & des yeux d'écreviſſes, auſſi préparés, de chacun un ſcrupule, du ſantal rouge un demi-ſcrupule, mêlez le tout pour une poudre abſorbante à prendre en une doſe dans un verre d'eau le ſoir en ſe couchant.

Tablettes anodines contre les Douleurs après l'Accouchement.

250. Prenez de la nacre de perles & du corail rouge préparé de chacun deux gros, de l'extrait d'opium quatre grains, mêlez le tout exactement & ajoutez-y enſuite du ſucre blanc fondu dans une ſuffiſante quantité d'eau de cannelle &

G vj

épaiffi fuffifamment, deux onces & demie ; faites du tout des tablettes fuivant
l'art, auxquelles vous ajouterez quatre
gouttes d'huile de cannelle pour des tablettes anodines contre les douleurs après
l'accouchement, dont la dofe fera de deux
gros à prendre de deux heures en deux
heures, jufqu'à ce qu'elles s'appaifent,
mettant enfuite de plus longs intervalles.

Bol contre les Écrouelles.

251. Prenez de l'extrait de fumeterre
& de celui d'*enula campana* de chacun
vingt grains, de l'antimoine diaphorétique non lavé, des cloportes préparés
& de la gomme ammoniaque de chacun
huit grains, du tartre vitriolé fix grains,
du mercure doux trois grains ; incorporez le tout avec le firop de chicorée,
compofé de rhubarbe pour former un bol
contre les écrouelles, à prendre trois fois
la femaine en fe couchant.

Bol contre la Jauniffe, l'Obftruction de la Matrice & la fuppreffion des Règles.

252 Prenez cucurma pulvérifé un demi-gros, fafran cinq grains, fel volatil
de corne de cerf fixe dix grains, firop
des cinq racines apéritives, ou d'armoife,
fuffifante quantité ; faites un bol pour la

jauniſſe, l'obſtruction de la matrice & la ſuppreſſion des règles.

Opiat pour guérir la Jauniſſe.

253 Prenez cucurma une demi-once; trochiſques de vipères trois gros, rhubarbe pulvériſée & ſafran de chacun un demi-gros, conſerve de grande chélidoine une once, ſirop de fumeterre ſuffiſante quantité; faites un opiat, dont la doſe eſt de deux gros deux fois le jour pour guérir la jauniſſe.

Autre remède contre la même Maladie.

254. Prenez cucurma une demi-once, ſafran quinze grains, rhubarbe deux gros, infuſez à froid dans douze onces de bon vin pendant douze heures; paſſez la liqueur & partagez-la pour deux fois.

Bol contre les Vers.

255. Prenez dictamne blanc pulvériſé un gros, ſirop d'abſinthe ſuffiſante quantité, mêlez, faites un bol pour faire mourir les vers.

Poudre contre le Vertige.

256. Prenez racines de petit galanga un ſcrupule, racine de pivoine mâle pulvériſée & ſucre candi de chacun un

demi-gros, mêlez, faites une poudre pour le vertige, qui vient des crudités d'estomac.

Eau composée de Gentiane propre à lever les Obstructions des Viscères, fortifier l'Estomac & faire mourir les Vers.

257. Prenez gentiane coupée par petits morceaux un demi-scrupule, sommités de petite centaurée & fleurs de camomille de chacune une pincée, graines de chardon bénit un gros ; faites bouillir dans suffisante quantité d'eau de fontaine réduite à quatre onces, passez au travers d'un linge ; c'est ce qu'on appelle décoction amère altérante ; on en prendra tous les jours le matin à jeun pendant huit jours pour lever les obstructions des viscères, pour fortifier l'estomac & faire mourir les vers ; on rend cette décoction laxative en ajoutant un gros de feuilles de séné.

Tablettes de Réglisse.

258. Prenez réglisse, iris de Florence en poudre de chacun un gros, amidon deux onces, sucre blanc pulvérisé une once, mêlez avec suffisante quantité de mucilage de gomme adraganthe, dissoute dans l'eau de fleur d'orange. Faites

une pâte folide dont on formera des tablettes, ou des rotules, ou de petits bâtons que l'on féchera à l'ombre.

Suc noir de Réglisse.

259. Prenez extrait de réglisse, fucre pulvérisé de chacun deux livres, gomme adraganthe, extraite dans l'eau de fleurs d'orange une once & demie, mêlez, faites des tablettes, ou des rotules, ou de petits bâtons que vous fécherez à l'ombre.

Suc de Réglisse de Blois.

260. Prenez gomme arabique concaffée fix livres, fucre trois livres, réglisse fèche, ratiffée & pilée, deux livres ; faites infuser la réglisse pendant vingt-quatre heures dans trente livres d'eau de fontaine : partagez la colature en trois parties ; faites diffoudre dans deux parties la gomme arabique à un feu lent : paffez au travers d'un tamis ; alors faites bouillir avec la troifième partie jufqu'à confiftance d'emplâtre, ajoutant le fucre fur la fin, & remuant continuellement pour donner de la blancheur.

*Poudre pour faire revenir les Règles sup-
primées.*

261. Prenez borax vingt grains ;
myrrhe douze grains, fafran trois
grains, huile de cannelle une goutte,
mêlez, faites une poudre, que l'on
peut prendre dans du vin ou avec fuffifante quantité de firop d'armoife dans
le temps que les règles ont coutume de
paroître.

*Liniment pour empêcher l'augmentation
du Squirre.*

262. Prenez huile de myrrhe fauvage
deux onces, huile de mufcade une demi-
once, graiffe de porc deux onces, huile
de pétrole quatre onces & demie, mêlez.

*Bol contre la conftitution froide du Cer-
veau, le Catarre & le Coriza.*

263. Prenez fuccin citrin bien pulvérifé, conferve de rofes rouges, &
conferve de fleurs de romarin de chacun un demi-gros, firop de ftœchas fuffifante quantité, faites un bol : on en
prendra le matin & le foir pour fe fortifier la tête, pour empêcher la fluxion
& pour adoucir l'acrimonie de la lym-

phe contre la conſtitution froide du cerveau, le catarre & le coriza.

Opiat contre la Gonorrhée.

264. Prenez ſuccin préparé, camphre & ſang de dragon de chacun un gros, ſirop de roſes ſèches ſuffiſante quantité, faites un opiat, dont la doſe eſt d'un gros, que l'on prendra tous les matins pour guérir la gonorrhée, après avoir fait prendre les remèdes convenables.

Opiat contre les Fleurs Blanches.

265. Prenez ſuccin & cloportes préparés de chacun deux gros, myrrhe une demi-once, conſerve de fleurs d'orties blanches une once & demie, ſirop de millefeuilles ſuffiſante quantité, faites un opiat, dont la doſe eſt de deux gros deux fois le jour dans les fleurs blanches.

Bol pour le Crachement de ſang & pour la Toux invétérée & violente qui dépend d'une Pituite âcre.

266. Prenez ſuccin préparé un ſcrupule, blanc de baleine, cachou de chacun quinze grains, ſirop de lierre terreſtre ou de diacode ſuffiſante quantité, faites un bol.

Bol contre la Suffocation Hyſtérique & la Suppreſſion des Règles.

267. Prenez ſuccin un demi-gros, caſ-
toreum & myrrhe de chacun douze
grains, ſafran ſix grains, conſerve d'abſinthe, & extrait de rue ſuffiſante quantité; faites un bol.

Opiat contre la Galle & l'Aſthme.

268. Prenez fleurs de ſoufre quatre onces, ſucre roſat une once, ſirop de capillaire ſuffiſante quantité; mêlez, faites
un opiat mou, dont on donnera trois ou
quatre gros à jeun le matin & le ſoir cinq
heures après le dîner, ce que l'on continuera pendant long-temps pour guérir
la galle & l'aſthme.

*Tablettes contre la Toux, la Phthyſie &
l'Aſthme.*

269. Prenez fleurs de ſoufre une once, ſucre blanc quatre onces, eau de
roſe ſuffiſante quantité; faites bouillir &
formez des tablettes ſelon l'art, que l'on
prendra de temps en temps hors des
repas, pour guérir la toux, la phthyſie & l'aſthme.

Remède contre la Galle.

270. Prenez fleurs de soufre deux gros, mêlez dans un œuf à la coque & prenez le matin à jeun ; prenez la même dose le soir, & frottez-vous le corps avec l'onguent suivant pour guérir la galle.

Prenez pulpe de racines de patience & d'aulnée de chacune trois onces, beurre frais quatre onces, fleurs de soufre une once & demie ; mêlez, faites un onguent pour la galle.

Baume de Soufre.

271. Prenez des fleurs de soufre, versez dessus quelqu'huile que vous voudrez, une assez grande quantité, pour qu'elle surpasse le soufre de trois ou quatre doigts ; faites digérer au bain de sable à une douce chaleur, jusqu'à ce que cette huile ait une couleur rouge ou brune, laissez alors refroidir la liqueur ; séparez-la de la lie, & gardez-la pour l'usage. La dose de ce baume est depuis dix gouttes jusqu'à trente pour l'asthme, la toux immodérée, l'ulcère des poumons, la néphrétique & l'ulcère des reins & de la vessie.

Pilules de Moulton.

272. Prenez poudre de cloportes trois gros, gomme ammoniaque bien dépurée

un gros & demi, fleurs de benjoin deux
scrupules, extrait de safran & baume
du Pérou de chacun un demi-scrupule,
baume de soufre térébenthiné suffisante
quantité ; mêlez, faites des pilules que
l'on dorera, ou que l'on enveloppera de
poudre de réglisse ; la dose est de quinze
ou vingt grains trois fois le jour aux
heures médicinales ; ce remède est excellent dans la phthysie lente des scorbu-
tiques & des écrouelleux & dans l'asthme.

*Julep contre les Fièvres Intermittentes à
prendre au commencement de l'accès.*

273. Prenez eau distillée de camomille six onces, sirop d'œillets de jardin
une once, esprit de soufre un scrupule
ou suffisante quantité jusqu'à une agréable acidité ; mêlez, faites un julep, que
l'on prendra au commencement de l'accès, & que l'on réitérera au commencement de tous les accès jusqu'à ce que
la fièvre soit entièrement éteinte.

Aimant Arsénical.

274. Prenez antimoine cru, soufre
jaune & arsénic cristallin pulvérisé de
chacun deux onces, mêlez & mettez
dans une cucurbite de verre ; faites-les
fondre à un feu de sable bien doux comme

de la poix. Pour lors retirez le feu, laiſſez refroidir. Il ſe forme une maſſe d'un
rouge obſcur, gardez-la pour l'uſage.

Ce remède ne s'employe qu'à l'extérieur, c'eſt un cauſtique doux ; on le croit
capable d'attirer le venin, il paſſe pour
un maturatif ; on l'employe dans les bubons vénériens, avec l'emplâtre appelé
le grand diachylon ; il eſt fort bon pour
les écrouelles.

Bol contre la Suppreſſion des Règles.

275. Prenez fleurs de pierre hœma-
tite douze grains, ſafran & myrrhe de
chacun quinze grains, extrait d'abſinthe ſuffiſante quantité, mêlez, faites
un bol pour prendre le matin dans la
ſuppreſſion des règles.

Opiat contre les Obſtructions des Viſcères, la Jauniſſe, le Squirre, l'Hydropyſie, & les autres Maladies Cachétiques.

276. Prenez racines de pied de veau &
agaric blanc de chacun une once, gomme ammoniaque une demi-once, fleurs
de pierre hématite un gros, extrait d'a-
loës, de cannelle & de ſafran de chacun deux gros, ſirop de fumeterre ſuffiſante quantité, mêlez, faites un opiat
dont la doſe eſt depuis un ſcrupu-

le, jufqu'à un gros dans les obftructions des vifcères, la jauniffe, le fquir-
re, l'hydropifie & les autres maladies
cachétiques.

Collyres.

277. Prenez tutie préparée un demi-
gros, eaux de filofelle, de rofes, d'eu-
phraifie de chacune une once, mêlez,
faites un collyre; ou

Prenez aloës fuccotrin & tutie préparée de chacune fix onces, fucre blanc
un gros, eau de rofe & vin blanc non
acide de chacun fix onces; faites infufer au foleil pendant quarante jours dans
une bouteille de verre bien fermée; on
fait couler dans l'œil quelques gouttes
de cette eau fans être paffée; ou

Prenez tutie préparée un gros,
beurre frais quatre gros; mêlez, faites
un onguent, dont on mettra un peu
dans le coin des yeux & fur les bords
des paupières.

Pilules Mercurielles.

278. Prenez rhubarbe choifie, trochifques d'Alhandal & d'agaric de chacun un gros, fcammonée & aloës de chacun un gros & demi, vif-argent éteint
dans la térébenthine une demi-once,

firop de fleurs de pêcher fuffifante quantité , faites des pilules felon l'art. La dofe
eft depuis un fcrupule jufqu'à un gros
& demi dans les maladies vénériennes,
le rhumatifme, les obftructions du méfentère & des vifcères ; quelques-uns
les donnent tous les jours ou de deux
jours l'un.

Bol ou Pilules contre-Vers.

279. Prenez éthiops minéral un gros
& demi, coralline pulvérifée un gros,
huile de tanaifie trois gouttes, mêlez,
faites une poudre, dont la dofe eft de
quinze grains, jufqu'à un demi - gros,
que l'on donnera foir & matin fous la
forme de pilules ou de bol, avec du
firop d'abfinthe en fuffifante quantité,
pour faire mourir les vers qui font ni-
chés dans les inteftins. Trois jours après
on prendra le bol purgatif fuivant.

Prenez mercure doux, rhubarbe en
poudre, poudre cornachine de chacun
parties égales ; mêlez, faites une poudre
dont la dofe eft depuis vingt grains,
jufqu'à deux fcrupules, & même jufqu'à
un gros avec du firop ou de la conferve
d'abfinthe.

Bol contre les Écrouelles.

280. Prenez éthiops minéral un demi-gros, poudre de cloportes & gomme ammoniaque de chacune vingt grains, conserve de fleurs de souci suffisante quantité; faites un bol, qu'on donnera chaque jour, en purgeant tous les quatre jours avec le bol suivant.

Prenez mercuré doux & gomme ammoniaque de chacun quinze grains, trochisques d'Alhandal deux grains, sirop de fleurs de pêcher suffisante quantité; mêlez, faites un bol.

Opiat contre la Gonorrhée.

281. Prenez panacée mercurielle un gros, rhubarbe en poudre trois gros, baume de capahu une demi-once, mêlez, faites un opiat, dont la dose est un gros chaque jour le matin, pour guérir la gonorrhée. On purgera le malade tous les trois ou quatre jours avec les pilules mercurielles ci-dessus, ou avec les suivantes.

Prenez calomelas & diagrède de chacun un gros, trochisques d'Alhandal un scrupule, pulvérisez & mêlez avec suffisante quantité de térébenthine, faites des pilules pour cinq doses.

Onguent

Onguent pour les Frictions dans les Maladies Vénériennes.

282. Prenez mercure revivifié de cinabre deux onces, térébenthine de Venise une demi-once, remuez-les ensemble dans un mortier, jufqu'à ce que le mercure foit éteint; pour lors ajoutez peu à peu du fain-doux trois onces, mêlez exactement, faites un onguent.

Poudre minérale de Poterius.

283. Prenez vif-argent revivifié de cinabre deux parties, plomb pur une partie, faites un amalgame, que l'on mettra dans une bouteille de verre fur les charbons, & que l'on agitera fortement par de continuelles fecouffes, jufqu'à ce que tout foit réduit en une poudre noire, que l'on renferme dans un matras de verre, & que l'on digère au bain de fable, jufqu'à ce qu'il jauniffe, & on le garde pour l'ufage.

Préparations martiales pour exciter les Règles & lever les Obftructions.

284. Prenez limaille de fer très-fine & paffée au tamis, quatre gros, cannelle bien pulvérifée un demi-gros, mucilage de gomme adraganthe fuffifante quan-

H

tité, faites des pilules felon l'art ; la dofe eft un fcrupule le matin à jeun & quatre heures après le dîner, en buvant un verre de vin & d'eau ; ou

Prenez limaille de fer en alkool, une once, cannelle un gros, cloux de gérofle un fcrupule, fucre blanc diffout dans l'eau d'armoife & cuit en électuaire folide, fix onces ; faites des tablettes felon l'art, dont la dofe eft deux gros matin & foir ; ou

Prenez limaille de fer deux gros, racines de pied de veau féchées & pulvérifées trois gros, criftaux de tartre fix gros, gomme ammoniaque, myrrhe, cannelle, noix mufcade de chacun un gros, firop d'abfinthe une fuffifante quantité ; mêlez faites un opiat, dont la dofe eft de deux gros matin & foir pour les pâles couleurs aux filles.

Bol contre la Goutte.

285. Prenez hermodactes en poudre un gros, aquila-alba dix grains, cannelle un fcrupule, conferve de rofes fuffifante quantité ; mêlez, faites un bol pour la goutte.

Remède contre la Fièvre Quarte.

286. Prenez racine d'impératoire pulvérisée un gros, faites-la avaler dans cinq onces de bon vin, une heure avant l'accès de la fièvre quarte.

Remède contre les Coliques & pour chasser les Vents.

287. Prenez racine d'impératoire coupée une demi-once, faites infuser dans six onces de vin d'Espagne, le malade en prendra une ou deux cuillerées dans les coliques & pour chasser les vents.

Infusions dans les Catarres, la Paralysie & l'Asthme.

288. Prenez feuilles de sauge une pincée, racines d'impératoire pilées un gros, infusez dans huit onces d'eau bouillante, le malade boira cette infusion chaude en forme de thé avec un peu de sucre dans les catarres, la paralysie & l'asthme.

Remède contre la Dyssenterie.

289. Prenez hypécacuana en poudre un scrupule ou un demi-gros, sirop de coings suffisante quantité, faites un bol à prendre le matin dans du pain à chan-

ter, en buvant par-deſſus un gobelet de bouillon ou de vin mêlé avec de l'eau.

Le même jour on prendra, le ſoir, la potion ou le bol ſuivant :

Prenez diaphorétique minéral, corail rouge, terre ſigillée de chacun quinze grains, cannelle, petit galanga de chacun dix grains, laudanum demi-grain, ſirop de coings ſuffiſante quantité ; mêlez, faites un bol à prendre à l'heure du ſommeil ; ou bien

Prenez confection d'hyacinthe un gros, ſirop de diacode ſix gros, délayez dans de l'eau de renouée & de plantain de chacune trois gros, faites une potion à prendre à l'heure du ſommeil.

Autre Remède contre la Dyſſenterie.

290. Après avoir préparé le malade par la ſaignée ou les lavemens, faites-lui prendre la potion ou le bol ſuivant : Prenez manne de Calabre une once, faites fondre dans ſix livres d'eau de plantain, paſſez & faites diſſoudre catholicon double de rhubarbe une demi-once, ajoutez-y hypécacuana en poudre ſix grains, faites une potion à prendre le matin ; ou

Prenez rhubarbe en poudre un ſcrupule, jalap douze grains, racines de réglisse six grains, mêlez, faites un bol avec suffisante quantité de sirop de chicorée composé.

L'opération du remède purgatif étant finie, le malade prendra tous les matins deux doses de l'opiat astringent & fortifiant qui suit.

Prenez conserves de roses rouges & de cynorrhodon de chacune une once, thériaque d'Andromaque l'ancien deux gros, hypécacuana en poudre dix-huit grains, sirop de coings suffisante quantité, mêlez, faites un opiat, dont la dose sera d'un gros le matin à jeun & le soir quatre heures après le dîner. On en continuera l'usage jusqu'à parfaite guérison.

Remède contre les Dyssenteries malignes & épidémiques.

291. Prenez catholicon double trois gros, hypécacuana en poudre dix grains; mêlez, faites un bol.

Si le malade est bien foible, aussi-tôt que le vomissement sera fini, on fera prendre la potion cordiale & anti-dyssentérique suivante.

Prenez confection d'hyacinthe, diascordium de chacun un gros, hypécacuana en poudre 10 grains, sirop de

H iij

coings une once, eau de cannelle une demi-once, eau de plantain & de méliffe de chacune trois onces. Faites une potion à prendre d'heure en heure à la cuillerée.

Le jour fuivant le malade prendra deux dofes de l'opiat fuivant :

Prenez diafcordium un gros, racine du Bréfil un grain ; mêlez, faites un bol pour une dofe que l'on réitérera matin & foir jufqu'à ce que le malade foit entièrement rétabli.

Électuaire contre la Toux & l'Afthme.

292. Prenez iris de Florence, régliffe, graines d'anis & foufre vif de chacun parties égales, faites un électuaire, dont la dofe eft d'un gros à prendre fouvent dans la journée pour la toux & l'afthme.

Liqueur contre l'Afthme.

293. Prenez racines d'iris de Florence deux onces, agarie renfermé dans un nouet un gros & demi, feuilles de nicotiane fèches deux fcrupules, feuilles d'hyffope & de thym de chacune une poignée, faites bouillir dans deux livres d'eau claire jufqu'à la diminution d'un quart, diffolvez dans la colature quatre

onces d'oxymel simple. On donnera cette liqueur chaude deux ou trois fois le jour en forme de thé à la dose de six onces dans l'asthme, pour inciser la pituite épaisse & pour expectorer.

Eau de la Reine de Hongrie.

294. Prenez une cucurbite de verre, dont le cou soit médiocrement large, jetez-y quatre livres de romarin, dont vous ne réservez que le calice, vous versez sur les fleurs six livres du meilleur esprit de vin bien rectifié, vous adaptez un chapiteau de verre à la cucurbite, vous le placez sur un fourneau dans un bain de sable, vous luttez avec grand soin un matras au bec du chapiteau, & vous laissez les choses ainsi disposées pendant vingt-quatre ou trente-six heures, au bout desquelles vous allumez le feu, que vous poussez lentement & par degré, quand vous avez extrait quatre pintes d'esprit; laissez refroidir vos vaisseaux, délutez le chapiteau, jetez comme inutile ce qui reste dans la cucurbite, mettez-y trois livres de fleurs de romarin mondées, comme la première fois, versez sur ces nouvelles fleurs l'esprit de votre distillation précédente, & cohobez très-lentement;

H iv

au lieu de bain de fable, fervez-vous
pour cette fois du bain-marie, pour ne
pas vous expofer à brûler vos fleurs;
vous pouvez par ce moyen tirer jufqu'à
ficcité, & vous avez pour réfultat de
l'opération environ trois pintes & demie
d'eau de la Reine de Hongrie.

Cette eau eft un excellent remède contre les maladies froides du cerveau; on
s'en fert auffi avantageufement contre
celles des nerfs & des jointures, contre
les rhumatifines & les gouttes froides;
elle diffipe les maux de tête caufés par
la pituite, réfout les vapeurs, qui caufent les vertiges, fortifie la mémoire,
remédie aux bruits d'oreille, de même
qu'à la foibleffe de la vue; elle guérit
les contufions de la tête & de toutes les
parties du corps, & empêche, que le
fang ne s'y coagule, réfolvant même
& faifant tranfpirer celui, qui auroit été
coagulé; elle appaife les douleurs des
dents; elle fortifie l'eftomac, en empêchant les dévoyemens, émouffant la
pointe des acides qui en font ordinairement la caufe; elle donne de l'appétit, aide à la digeftion & débouche les
obftructions du foie, de la rate & de
tous les vifcères, & même celles de la
matrice: On prétend encore que cet ef-

prit conserve & vivifie la chaleur naturelle, qu'il rétablit les fonctions de toutes
les parties du corps, & même qu'il ra-
jeunit les vieillards; c'est à dire, qu'il
les soulage de quantité d'infirmités.

On donne l'eau de la Reine de Hongrie intérieurement depuis un scrupule
jusqu'à un gros dans du vin, ou dans
quelqu'eau céphalique ou cordiale. On
peut en tirer quelques gouttes par le nez
& en mettre sur les tempes & sur les su-
tures du crâne; on applique sur les contusions des compresses qu'on a mouil-
lées, on en met sur les rhumatismes &
sur toutes sortes de douleurs & de fluxions
de même qu'autour des yeux pour fortifier la vue & dans les oreilles pour la
guérison des dents & le soulagement des
maux qui y arrivent.

Eau des Carmes.

295. Prenez demi-livre de cannelle,
six onces de cardamomum avec leurs
gousses, six onces d'anis verts, cloux de
gérofle quatre onces, coriandre huit
onces; concassez ces aromates dans un
mortier de marbre & mettez-les dans
une cruche de grès, ajoutez l'écorce de
huit citrons, un litron de bayes de genièvre bien mûres, que vous écraserez;

H v

prenez enfuite douze poignées de méliffe, lorfqu'elle eft dans toute fa force,
avant cependant qu'elle foit en graine,
fix poignées de fommités de romarin,
autant de fauge, autant d'hyffope, autant
d'angélique, dont vous prendrez les côtes
& non les feuilles, ni la graine, ni la racine; marjolaine & thim de chacune deux
poignées, de l'abfinthe, une poignée,
hachez tous les végétaux bien menus,
mettez-les dans votre cruche, verfez fur vos drogues feize pintes d'eau-de-
vie & faites durer l'infufion huit jours;
verfez pour lors le tout dans votre alambic ordinaire, ni trop élevé, ni trop bas &
diftillez au bain-marie, vous en tirerez
dix pintes, que vous rejeterez par le
canal de cohobation dans la cucurbite,
continuant votre feu au même dégré;
peu après vous le diminuerez, de façon
que les efprits aromatiques ne tombent
dans le récipient, qu'à gouttes précipitées; vous continuerez votre diftillation
de cette forte jufqu'à ce que vous vous
apperceviez que le phlegme monte:
vous connoîtrez cela aifément par la foibleffe de la liqueur; ceffez alors &
expofez vos efprits aromatiques au foleil, bouchez d'un fimple bouchon de
papier, pour donner lieu aux particu-

les de feu de s'évaporer. Ce qui restera dans la cucurbite, ne doit point être regardé comme tout à fait inutile ; vous ferez évaporer le tout jusqu'à siccité parfaite ; vous mettrez alors le feu au résidu de vos plantes & de vos drogues. Quand tout sera réduit en cendre, vous jeterez les cendres dans un vase plein d'eau bouillante ; vous leur ferez faire deux ou trois bouillons, après quoi vous retirerez le vase du feu ; vous laisserez refroidir l'eau, que vous filtrerez par le papier gris ; l'eau étant bien limpide, vous la remettrez au feu, & vous la ferez entièrement évaporer ; vous trouverez pour lors au fond de votre vase qui sera vernissé & neuf, un sel fixe, bien pur & bien blanc, que vous ferez fondre dans votre esprit ou eau de mélisse magistrale.

Cette eau est fort estimée pour l'apoplexie, la léthargie & l'épilepsie, pour les vapeurs, les coliques, la suppression des ordinaires & des urines ; enfin cette eau a à peu près les mêmes vertus que celle de la Reine de Hongrie : on la préfère même dans bien des circonstances. On en donne une cuillerée pure ou mêlée dans un verre d'eau, selon les différentes maladies plus ou moins violentes.

H vj

Eau odorante Germanique.

296. Commencez par infuser pendant
huit jours & dans deux pintes de vinaigre, deux poignées de fleurs de lavande,
autant de rofes de Provins, autant de
fleurs de fureau. Pendant le temps de l'infufion préparez une eau odorante fimple comme il fuit : vous mettrez dans
une cucurbite de verre l'écorce de trois
citrons, deux poignées de marjolaine,
deux poignées de muguet, deux poignées de fleurs de lavande, vous verferez fur le tout une chopine d'eau de
rofe double & environ une pinte d'eau
de fontaine, adaptez le chapiteau à la
cucurbite, placez l'alambic dans un bain
de fable, ajoutez un matras à fon bec
& laiffez les chofes dans cette difpofition pendant deux jours, après lefquels
vous mettrez le feu au fourneau & vous
diftillerez à gouttes précipitées. Quand
vous aurez retiré une pinte de liqueur,
ceffez & réfervez cette eau fimple &
odorante pour l'ufage fuivant.

Prenez du ferpolet, de la marjolaine,
du bafilic, du thim, de chacun une poignée, de la fleur de lavande, de la rofe
de Provins, du fpic-nard, de l'origan
de chacun trois fortes poignées, de l'i-

ris de Florence & de la cannelle, demi-
once de l'un comme de l'autre ; cloux
de gérofle, macis, ftorax calamite, benjoin de chacun 3 gros, du labdanum deux
gros, de l'afpalathe demi-once, de l'a-
loës hépathique ou focotrin demi-gros ;
mettez toutes ces drogues hachées, pilées, écrafées dans une cruche de grès,
ajoutez vos infufions de vinaigre, votre
diftillation d'eau odorante fimple & une
pinte de vin mufcat ; remuez bien le tout
& le mettez en digeftion pendant 15
jours, après quoi vous verferez l'infufion dans une cucurbite affez grande
pour laiffer cinq à fix doigts de vide :
adaptez le chapiteau, placez l'alambic
monté & bien lutté au bain de fable,
luttez exactement le matras au bec du
chapiteau, & commencez la diftillation
par un feu très-modéré d'abord, enfuite
augmentez fa violence par degré. Il
pourra fe faire que le phlegme du vinaigre fortira le premier ; en ce cas, fé-
parez-le comme inutile. Dès que les efprits fortiront, ce que vous connoîtrez
par leur fubtilité aromatique, vous adap-
terez le récipient au bec de l'alambic,
& vous continuerez la diftillation, jufqu'à l'occurrence d'une pinte & demie ou
environ. Séparez cette eau comme la

plus fpiritueufe ; ce qui fortira , pourra n'être pas mauvais, vous en ferez l'ufage qu'il vous plaira.

Cette eau eft pénétrante , incifive, admirable pour récréer les efprits vitaux, diffiper les maux de tête & réjouir le cœur.

Bol contre les Catarres , la Goutte & les Maladies qui viennent d'un Amas de Sérofité.

297. Prenez méchoacam en poudre un gros, trochifques d'agaric un demigros, mercure doux douze grains, mêlez avec fuffifante quantité de firop de rofes folutives ; faites un bol.

Poudre pour appaifer la Colique des Enfans & l'Enflure du Ventre.

298. Prenez iris de Florence, racines de pivoine mâle de chacune deux onces, fafran trois gros, fenouil deux gros, fucre candi trois onces ; faites une poudre très-fine , dont la dofe eft d'un fcrupule ou deux dans du lait de femme ou de vache, que l'on donnera avec de la bouillie aux enfans pour appaifer leurs coliques & les enflures du ventre.

*Lavement contre les Apoplexies & Affec-
tions Soporeuses.*

299. Prenez racines de pyrèthre une
once, faites bouillir dans une livre de
décoction commune pour un lavement,
ajoutez à la colature une demi-once de
sel gemme, faites un lavement pour l'a-
poplexie & les affections soporeuses.

Potion Catarrique.

300. Prenez rhubarbe choisie, tartre
soluble de chacun un gros, faites infuser
pendant la nuit dans six gros d'eau de
chicorée, faites fondre dans l'infusion
une once & demie de manne de Calabre; passez & donnez cette potion pour
faire couler la bile & l'évacuer.

Bol Purgatif.

301. Prenez moelle de casse tirée récemment six gros, rhubarbe pulvérisée,
tartre vitriolé de chacun un demi-gros,
mêlez, faites un bol; ou

Prenez rhubarbe en poudre un scrupule, jalap un demi-scrupule, mercure
doux dix grains, électuaire lénitif deux
gros, mêlez avec une suffisante quantité de sirop de chicorée, composé de
rhubarbe; faites un bol purgatif.

Bol contre la Dyssenterie.

302. Prenez rhubarbe en poudre un scrupule, jalap un demi-scrupule, hypécacuana dix grains, mêlez avec suffisante quantité de sirop de chicorée composé de rhubarbe, faites un bol contre la dyssenterie.

Liqueur pour lever les Obstructions du Foie, de la Ratte, & pour guérir les Fleurs blanches.

303. Prenez rhubarbe concassée & coupée par petits morceaux un gros, infusez dans deux livres d'eau de fontaine séparément une once de limaille de fer dans six onces de bon vin, faites macérer pendant six heures, passez les deux infusions & les mêlez. Le malade prendra quatre ou cinq verres de cette liqueur par jour, long-temps après avoir mangé, pour lever les obstructions du foie, de la ratte, & pour guérir les fleurs blanches, après avoir fait prendre les remèdes convenables.

Électuaire contre la Gonorrhée.

304. Prenez rhubarbe en poudre 3 gros, panacée mercurielle un gros, baume de capahu une once & demie;

mêlez, faites un électuaire, dont la dose
est d'un gros, que le malade prendra
tous les jours le matin & le soir pour
guérir la gonorrhée ; il sera purgé tous
les trois ou quatre jours avec les pilules
mercurielles.

Bouillon contre les Rhumatismes.

305. Prenez salsepareille deux onces, mettez-les dans le corps d'un jeune
poulet, dont on aura ôté les entrailles,
faites bouillir dans six livres d'eau commune réduite à quatre livres pour quatre bouillons altérans, que l'on fera prendre de quatre heures en quatre heures
pour le rhumatisme.

Décoction contre le Rhumatisme, les Catarres & la Paralysie.

306. Prenez salsepareille six onces,
racines de squine deux onces, coquilles de noix les zestes n° 40 ; faites
bouillir dans douze livres d'eau commune réduite à huit livres. Le malade
en prendra quatre ou cinq verres par
jour aux heures accoutumées.

Apozème contre les Maladies Vénériennes,
les Catarres & la Paralysie.

307. Prenez racines de salsepareille
& de squine de chacune deux onces,
écorce & bois de gayac une once, sassafras une demi-once, vif-argent renfermé
dans un nouet une demi-livre; faites
bouillir dans une livre d'eau commune
réduite à quatre livres; faites un apozème contre les maladies vénériennes,
les catarres & la paralysie.

Opiat contre la Goutte & le Rhumatisme
qui provient d'une cause froide.

308. Prenez racines de salsepareille,
sommités de petite centaurée, racines
d'aristoloche ronde de chacune une once, feuilles de petit chêne & d'yvette,
graines de millepertuis de chacune deux
onces, racines d'angélique une demi-
once, cannelle un demi-gros, safran un
scrupule, cloux de gérofle un demi-
scrupule, pulvérisez le tout, mêlez avec
suffisante quantité de miel de Narbonne,
la dose est d'un gros & demi tous les
jours le matin à jeun pendant un an pour
la goutte & le rhumatisme qui vient d'une
cause froide.

*Liniment contre la Paralyſie & les Dé-
bilités des Nerfs.*

309. Prenez de l'huile de vers de
terre trois onces, de l'eſprit de vin camphré une once, de l'huile de térébenthine
une demi-once, de l'eſprit de ſel ammoniac un gros ; mêlez le tout pour un
liniment.

Liniment contre le Rachitis.

310. Prenez de la moelle de bœuf,
de l'urine d'une perſonne ſaine, & du
vin rouge, de chacun deux onces, faites
cuire le tout à un feu très-lent, juſqu'à
l'évaporation de preſque toute l'humidité. Coulez & ajoutez à ce mêlange
chaud de l'huile de vers de terre une
demi-once ; du blanc de baleine deux
gros, de l'huile de noix muſcade un
gros. Mêlez le tout enſemble pour un
liniment contre le rachitis, dont on frottera l'épine du dos dans ſa longueur.

*Électuaire contre l'Hydropiſie & la Dimi-
nution des Urines.*

311. Prenez de la conſerve de cynorrhodon une once, du rob de ſureau
ſix gros, des ſemences d'yèble un gros
& demi, de la poudre de vers de terre

préparée & du tartre vitriolé de chacun un gros, mêlez le tout & incorporez-le avec une suffisante quantité de sirop de capillaire, pour former un électuaire à prendre trois fois le jour, de la grosseur d'une noix dans l'hydropisie & la diminution d'urines.

Poudre contre les Obstructions, avec menace d'Hydropisie.

312. Prenez de la poudre de vers de terre & des semences d'yèble de chacune deux gros, de l'*arcanum duplicatum* un gros, du sel d'arrête-bœuf un demi-gros; mêlez le tout pour une poudre incisive & diurétique contre les obstructions & menaces d'hydropisie, à donner trois fois le jour, à la dose d'un scrupule.

Poudre tempérante & tonique dans les Tremblemens & les Convulsions.

313. Prenez des vers de terre & des yeux d'écrevisse préparés de chacun un gros, du nitre & du succin préparé de chacun un demi-gros, du cinabre d'antimoine un scrupule; mêlez le tout pour une poudre dans les maladies susdites, dont la dose sera de dix-huit grains deux ou trois fois le jour.

Poudre tempérante contre la Fièvre.

314. Prenez de la poudre de coquilles de moules & de coquilles d'huîtres préparées, du sel de Glauber & du nitre purifié de chacun un gros, mêlez le tout pour une poudre tempérante à prendre dans la fièvre de six heures en six heures à la dose d'un scrupule, en exprimant dessus à chaque fois, quelques gouttes de suc de citron.

Poudre Diurétique.

315. Prenez de la poudre de coquilles de moules préparées, de *l'arcanum duplicatum*, du sel de genêt & des yeux d'écrevisses préparés de chacun deux scrupules ; mêlez le tout pour une poudre diurétique, que vous diviserez en six doses à donner en deux jours, en buvant par dessus un verre d'infusion d'herniole, ou de pariétaire.

Bol contre la Fièvre maligne, pour empêcher la Putréfaction.

316. Prenez racines de serpentaire de Virginie un demi-scrupule, pattes noires d'écrevisses préparées un scrupule, sirop d'œillets de jardin suffisante quan-

tité; faites un bol contre la fièvre maligne pour empêcher la putréfaction.

Bol Sudorifique.

317. Prenez ferpentaire de Virginie en poudre vingt grains, vieille thériaque un demi-gros, faites un bol pour exciter la fueur dans les fièvres d'un mauvais caractère.

Liqueur contre les Fièvres Malignes & Putrides.

318. Prenez ferpentaire de Virginie coupée par petits morceaux & pelée fix gros, faites bouillir dans douze onces d'eau, réduifez à fix onces, ajoutez fur la fin de la cochenille pilée un demi-fcrupule, paffez la liqueur & faites-y diffoudre, tandis qu'elle eft encore chaude, une once de miel de Narbonne. On donnera deux cuillerées de cette liqueur de trois heures en trois heures dans les fièvres malignes & putrides, pour exciter la tranfpiration, ou pour empêcher l'épaiffiffement du fang que caufent les poifons froids & pour chaffer hors du corps des miafmes venimeux.

Poudre contre la même Maladie.

319. Prenez ſerpentaire de Virginie, racine de contrayerva, poudre de vipère de chacune un demi-gros ; mêlez. On recommande cette poudre dans les fièvres malignes contre les poiſons froids & pour les fièvres intermittentes dans leſquelles on la donne au commencement du paroxime.

Infuſion Purgative.

320. Prenez turbith gommeux deux gros, feuilles de ſené un gros, cannelle un ſcrupule, bon vin ſix onces, infuſez pendant la nuit, paſſez, faites prendre au malade.

Électuaire contre la Goutte & l'Hydropiſie.

321. Prenez turbith, hermodactes, ſené, de chacun un gros, mercure doux un ſcrupule, ſcammonée un demi-ſcrupule, robe d'yèble ſuffiſante quantité ; mêlez, faites un électuaire, qui eſt excellent contre la goutte & l'hydropiſie : la doſe eſt d'un gros & demi.

Poudre Stomachique.

322. Prenez zédoaire, acorus, galanga, angélique, cannelle, de chacun un

demi-fcrupule, fucre rofat fix gros; faites une poudre ftomachique pour aider la digeftion : la dofe eft un gros, dans un verre de vin avant le repas, ou d'abord après, pour faciliter la digeftion & pour rétablir le ton de l'eftomac qui eft relâché ou pour guérir les coliques venteufes.

Teinture contre les Maladies Hyftériques.

323. Prenez zédoaire, caftoreum, ferpentaire de Virginie, valériane fauvage de chacun un gros, efprit de corne de cerf fucciné fuffifante quantité, tirez-en la teinture, qui eft excellente dans les maladies hyftériques, depuis une goutte jufqu'à dix dans un véhicule convenable.

Électuaire pour aider la Digeftion.

324. Prenez gingembre confit une demi-once, conferve de rofes, écorces de limon confites de chacune deux onces, extrait de genièvre une demi-once, cannelle, noix mufcade de chacune un gros & demi, firop d'écorces de citron ou de coings fuffifante quantité; mêlez, faites un électuaire pour aider la digeftion & pour prendre d'abord après le repas jufqu'à la dofe de deux gros.

Poudre

Poudre contre les Pâles Couleurs.

325. Prenez cannelle en poudre un demi-gros, limaille de fer très-fine trois gros, sucre blanc en poudre une demi-once ; mêlez, faites une poudre, dont la dose est d'un gros, contre les pâles couleurs des filles.

Bol contre l'Accouchement difficile.

326. Prenez cannelle un scrupule, safran en poudre un demi-scrupule, sirop de kermès suffisante quantité ; mêlez, faites un bol contre l'accouchement difficile.

Bol contre la Suppression des Règles.

327. Prenez cannelle en poudre un demi-gros, extrait de safran six grains, fleurs de sel ammoniac chalybées un demi-scrupule ; mêlez, faites un bol avec suffisante quantité de conserve de fleurs d'orange, contre la suppression des règles.

Tablettes pour aider la Digestion, dissiper les Vents & fortifier l'Estomac.

328. Prenez cannelle choisie en poudre, dix gros, gingembre, cloux de gérofle de chacun un gros, galanga,

I

macis, muscade, écorce extérieure de citron de chacun deux gros, sucre dissout & cuit dans de l'eau de rose une livre. Faites selon l'art des tablettes agréables au goût, pour aider la digestion, dissiper les vents & fortifier l'estomac : la dose est jusqu'à deux gros le matin à jeun & autant après le repas.

Remède contre l'Accouchement difficile.

329. Prenez eau de cannelle une demi-once, eaux de fleurs d'oranges & d'armoise de chacune une once, confection alkermès un demi-gros ; mêlez & faites prendre dans l'accouchement difficile.

Potion contre la Lypothimie & les Fièvres malignes.

330. Prenez eau de cannelle une demi-once, eaux de mélisse & de chardon bénit de chacune trois onces, sirop de cannelle une once, faites une potion à prendre à la cuiller, quand les forces sont abattues, dans la lypothimie & les fièvres malignes.

Julep contre les Nausées, le Vomissement, l'Anxiété & les Fièvres d'un mauvais caractère.

331. Prenez eau de cannelle trois onces, sirop de limons une once, sel d'ab-

finthe deux fcrupules ; mêlez & faites prendre par cuillerées.

Oleofaccharum contre l'Accouchement difficile.

332. Prenez huile de cannelle trois gouttes, fucre blanc trois gros ; faites un oleofaccharum avec du bon vin que l'on fera boire dans l'accouchement difficile.

Remède pour les Afthmatiques.

333. Prenez caffe en bol concaffée une once, raifins fecs dont on a ôté les pepins, une demi-once ; infufez dans huit livres de vin blanc, faites prendre la colature aux afthmatiques.

Remède contre les Diarrhées , le flux de Ventre, la foibleffe de l'Eftomac & des Inteftins.

334. Prenez rhubarbe choifie, caffe en bol de chacune une demi-once, rofes rouges deux gros ; infufez pendant douze heures dans huit onces de vin blanc, ajoutez à la colature une livre de fucre très-blanc, diffout & cuit en électuaire folide dans de l'eau de rofe ou de plantain, mêlez jufqu'à la confiftance de firop, dont on donnera deux

ou trois fois le jour dans lés diarrhées, le flux de ventre, la foibleſſe de l'eſto-mac & des inteſtins.

Vin Fébrifuge.

335. Prenez écorce du Pérou en poudre trois onces, bon vin rouge deux livres ; mêlez & macérez dans un vaiſſeau fermé pendant trois ou quatre jours, l'agitant de temps en temps ; la liqueur ſéparée par inclination eſt un vin fébrifuge, dont la doſe eſt de ſix onces ; ſi l'on veut avoir une infuſion encore plus forte, délayez dans chaque verre un ſcrupule de quinquina en poudre très-fine, & faites boire la liqueur trouble au malade.

Électuaire Fébrifuge.

336. Prenez quinquina en petits morceaux une demi-once, gomme ammoniaque bien dépurée un gros, fleurs de benjoin un demi-gros, baume de copahu deux gros, ſirop fébrifuge ſuffiſante quantité ; mêlez, faites un électuaire, dont la doſe eſt d'un gros & demi de quatre heures en quatre heures, dans la fièvre avec engorgement dans les poumons.

Poudre résolutive composée de M. Sthal.

337. Prenez poudre résolutive faite de parties égales de coquillages préparés sans feu, d'antimoine diaphorétique & de nitre purifié de chacun une once & demie, extrait de cascarille tirée avec l'eau une demi-once; mêlez, faites une poudre.

Décoction contre les Maladies Vénériennes, le Rhumatisme & la Paralysie.

338. Prenez rapure de bois de gayac trois onces, écorce de gayac une once, eau de fontaine six livres, faites macérer pendant vingt-quatre heures, ensuite faites bouillir jusqu'à la diminution de la moitié: passez au travers d'un linge. Le malade en prendra trois, quatre ou cinq verres tous les jours pour guérir la maladie vénérienne, le rhumatisme & la paralysie.

Autre décoction contre la Paralysie & le Rhumatisme.

339. Prenez sciure de gayac quatre onces, macérez pendant un jour dans quatre livres d'eau commune, faites bouillir jusqu'à la diminution de moitié, ajoutez sur la fin séné mondé une

once , turbith , hermodactes de chacun deux gros. Le malade prendra le matin à jeun une demi-livre de la colature, dans la paralyfie & le rhumatifme.

Opiat contre les Tumeurs Carcinomateufes.

340. Prenez éthiops minéral & cloportes préparés de chacun quatre gros, huiles diftillées de fuccin & de gayac de chacun un demi-gros , gomme ammoniaque en poudre un gros, firop du roi Sapor fuffifante quantité ; mêlez , faites un opiat fuivant l'art contre les tumeurs carcinomateufes.

Apozème contre les Hémorragies ou les Obf-truétions du Foie.

341. Prenez rapure de fantal rouge une once, faites bouillir dans deux livres d'eau jufqu'à la diminution de moitié , ajoutez à la colature firop de grenade deux onces ; faites un apozème contre les hémorràgies ou les obftruétions du foie.

Apozème pour appaifer les Douleurs de Tête qui viennent d'une Fièvre ardente.

342. Prenez fantal rouge en poudre une once, mie de pain une demi-once, vinaigre rofat fuffifante quantité ; faites un cataplafme ou un épithème, auquel

vous ajouterez une demi-once d'esprit de vin camphré. Appliquez-le au front.

Liqueur contre les Catarres & Fluxions froides.

343. Prenez faffafras avec fon écorce réduite en pouffière une once ; infufez pendant la nuit dans une livre de bon vin, on donnera cette liqueur par verrées dans les catarres & les fluxions froides.

Autre liqueur contre la Paralyfie, les Catarres & les Maladies Vénériennes.

344. Prenez faffafras, gayac, falfe-pareille de chacun une once & demie. Macérez pendant la nuit dans quatre livres d'eau commune ; faites bouillir jufqu'à réduction de trois livres ; paffez la liqueur, dont le malade boira trois verres par jour dans la paralyfie, les catarres & les maladies vénériennes.

Poudre contre-Vers.

345. Prenez coralline, écorce de mûrier noir de chacune un gros, rhubarbe en poudre, racines de fougère femelle, fommités de tanaifie de chacune un demi-gros, éthiops minéral deux gros ; mêlez, faites une poudre, dont la dofe eft depuis un demi-gros jufqu'à trois gros.

Liniment anti-Scorbutique.

346. Prenez du fang de dragon, des fantaux, du corail rouge préparé, de la graine d'écarlatte & de l'alun de roche de chacun deux gros; pulvérifez le tout & mêlez-le avec du miel rofat trois onces; faites-le cuire en confiftance d'électuaire folide, pour un liniment anti-fcorbutique, dont on étendra un peu fur de petits morceaux de toile claire, crue, déliée, qu'on appliquera fur les gencives le foir en fe couchant : ce que l'on continuera pendant quelque temps.

Gargarifme contre les Chancres & les petits Ulcères de la bouche & du gofier.

347. Prenez fix figues graffes, faites bouillir dans une chopine de lait & un fetier d'eau commune, que vous réduirez en tout à une chopine; ajoutez-y enfuite du miel commun une once, pour un gargarifme adouciffant & légèrement déterfif contre les chancres & les petits ulcères de la bouche & du gofier.

Emplâtre contre les Tumeurs des Mammelles provenant du grumellement de lait.

348. Prenez du blanc de baleine une demi-once, de la cire blanche une once, du

galbanum préparé avec le vinaigre une demi-once, de l'huile de sureau une suffisante quantîté ; faites du tout un emplâtre suivant l'art, convenable dans les tumeurs occasionnées par le grumellement de lait.

Cérat excellent contre les Ulcères des jambes.

349. Prenez de l'huile d'olive une livre, de la cire neuve une demi-livre, du cinabre & du minium de chacun une once ; faites fondre l'huile & la cire sur le feu, après quoi vous les ôterez & y mêlerez le cinabre & le minium, en remuant avec une spatule de bois, jusqu'à ce que le tout soit froid, & conservez ce mêlange dans un pot de fayence. Ce cérat est excellent contre les ulcères des jambes. Quand on veut s'en servir, on en fait des emplâtres qu'on renouvelle tous les jours.

Liniment contre les Brûlures.

350. Prenez de l'huile d'olive une once, de la cire vierge deux gros ; faites fondre sur les cendres chaudes, & gardez-le pour l'usage. Ce liniment est excellent contre la brûlure ; on en frotte les parties affectées, en les couvrant d'un papier brouillard, ce qu'on répète jusqu'à la guérison, qui est prompte.

I v

Onguent contre les Bleſſures & les Ulcères gangrénés ou avec carie.

351. Prenez de l'huile d'olive trois livres, de l'eau de roſe un demi-ſetier, de la cire neuve une demi-livre, de la térébenthine de Veniſe une livre, du ſantal rouge en poudre deux onces ; faites bouillir le tout dans un pot de terre neuf avec trois demi-ſetiers de vin rouge. Quand il aura bouilli une demi-heure, vous ôterez le pot du feu & vous le laiſſerez refroidir. Vous ſéparerez enſuite l'onguent d'avec le vin & la poudre qui reſtera au fond. Cet onguent eſt excellent contre les bleſſures & les ulcères gangrénés ou avec carie ; on en oint la partie chaudement, & on la couvre d'un papier brouillard, ce que l'on continue juſqu'à guériſon.

Cataplaſme contre les Pertes Utérines.

352. Prenez une poignée de toile d'a-raignée, trempez-la dans du vinaigre & appliquez le tout ſur le nombril pour un cataplaſme utile dans les pertes utérines.

Remède contre la Fièvre Intermittente.

353. Prenez de la toile d'araignée de la groſſeur d'un pois rond, mettez-la

dans un verre de vin blanc, & faites
avaler le tout au malade à l'entrée du
friffon d'une fièvre intermittente.

Potion contre les Fièvres Malignes.

354. Prenez des eaux de méliffe fimple & de chardon bénit de chacune deux
onces, des eaux de fleurs d'oranges &
de cannelle orgée de chacune deux gros,
du fel ammoniac un demi-gros, de l'efprit volatil de foie crue revivifiée vingt-
cinq gouttes, du firop d'œillets une
once ; mêlez le tout pour une potion à
donner par cuillerées dans les fièvres
malignes, la rougeole & la petite vérole, lorfqu'elles ne lèvent point, ou
que l'éruption ne fe foutient pas.

Poudre de la comteffe de Kent, très-vantée contre la Fièvre maligne, pour faire fortir la Petite Vérole, pour la Pefte & autres Maladies Épidémiques.

355. Prenez des extrémités noires de
pattes de crabes trois onces, des yeux
d'écreviffes de rivière, du corail rouge,
du fuccin blanc, le tout préparé, de la
corne de cerf préparée philofophiquement, de chacune une once, des perles
préparées & de la pierre de bézoard
oriental de chacune une demi-once ; pul-

I vj

vérifez le tout & incorporez-le avec une suffifante quantité de gelée de vipères pour réduire la poudre en une maffe, dont on formera des trochifques, qu'on fera fécher à l'ombre & qu'on réduira en poudre, quand on voudra s'en fervir.

Autre plus simple & de même qualité.

356. Prenez du bézoard animal, du fuccin blanc, du corail rouge, des perles, le tout préparé, de chacun une once, des yeux d'écreviffes de rivière & des extrêmités noires de pattes de crabes de chacun deux onces, réduifez le tout en poudre impalpable, que vous conferverez pour le befoin.

Potion diaphorétique dans les Fièvres malignes ou dans la petite Vérole, lorfque l'éruption fe fait trop lentement.

357. Prenez des eaux de fcabieufe & de chardon bénit de chacune trois onces, de l'antimoine diaphorétique & de la poudre fimple de pattes de crabes, de chacun trente grains, de l'efprit volatil de fel ammoniac vingt gouttes, du firop de pavot rouge une demi-once ; mêlez le tout pour une potion diaphorétique à donner en deux petites dofes à quatre heures l'une de l'autre, dans les fièvres

malignes ou dans la petite vérole, lorfque l'éruption fe fait trôp lentement.

*Poudre à prendre dans la petite Vérole,
la Rougeole & la Fièvre rouge.*

358. Prenez de la poudre de cancre
compofée & de la poudre de corne de
cerf brûlée, de chacune un demi-gros,
de la cochenille deux grains, du fucre
candi un gros; faites du tout une poudre fine à divifer en dix paquets à donner
de fix heures en fix heures, en avalant
immédiatement par deffus deux ou trois
cuillerées du julep fuivant :

Prenez de l'eau de cerifes noires &
de l'eau de lait alexitère de chacune
trois onces, du firop de limons une once; mêlez le tout pour un julep qui convient avec la poudre ci-deffus dans la
petite vérole, la rougeole & la fièvre
rouge.

*Poudre contre les Ulcères des Reins & de la
Veffie & pour réfoudre les Grumaux de
Sang qui s'amaffent quelquefois dans ces
cavités.*

359. Prenez telle quantité qu'il vous
plaira d'écreviffes, mettez-les dans un
vaiffeau de terre non verniffée, à l'entrée du four, pour qu'elles fe fèchent

fans fe brûler; pilez-les enfuite dans un mortier de pierre: la dofe en eft d'un demi-gros à deux fcrupules dans une eau appropriée.

Frontal contre les Fièvres ardentes, accompagnées de Douleur de Tête, avec menace de Délire & de Frénéfie.

360. Prenez des écreviffes vivantes, au nombre de vingt, du vinaigre rofat cinq onces; pilez le tout dans un mortier pour faire un épithème, auquel on peut ajouter le camphre ou l'*opium*, ou les femences de pavot fuivant les circonftances.

Décoction Vulnéraire.

361. Prenez vingt écreviffes de rivière, une demi-once d'ariftoloche ronde, autant de racines de grande confoude, des feuilles de bugle, du pied de lion, de fanicle, d'aigremoine & de bétoine de chacune une poignée; faites bouillir le tout dans une fuffifante quantité d'eau & de vin.

Bouillon contre la Gâlle, les Dartres, Éréfipèles & autres maladies de la Peau.

362. Prenez un jeune poulet plumé & vidé, ou à fa place un morceau de

mouton; faites-le cuire pendant deux heures dans trois chopines d'eau de rivière à la réduction de deux bouillons, ajoutez-y ensuite des racines d'*enula campana* & de polypodes de chêne lavées, ratissées & concassées de chacune une demi-once; une demi-heure après avoir mis les racines, on ajoutera six écrevisses de rivière lavées dans l'eau chaude, & écrasées dans un mortier. Faites bouillir les écrevisses une demi-heure; puis ajoutez sur la fin des feuilles de bourache & de chicorée sauvage de chacune une poignée; passez le tout par un linge avec une légère expression; & partagez-la en deux bouillons à prendre pendant quinze jours, l'un le matin à jeun & l'autre sur les cinq heures du soir.

Potion contre la Jaunisse causée par la suppression des Règles & contre les Fièvres intermittentes.

363. Prenez trois écrevisses de rivière, que vous ferez dégorger pendant six heures dans de l'eau claire, écrasez-les ensuite entre deux assiettes, & faites-les infuser pendant la nuit dans un verre de vin blanc, passez le lendemain par un linge avec une forte expression & don-

nez cette potion le matin à jeun pendant trois jours ; ce qui se répétera après quelques jours d'intervalle, si le remède n'a pas fait son effet. Cette potion convient dans la jaunisse occasionnée par la suppression des règles & contre les fièvres intermittentes, donnée à l'entrée du frisson.

Huile contre les Brûlures.

364. Prenez des écrevisses telle quantité qu'il vous plaira, pilez-les & faites-les bouillir dans une suffisante quantité d'huile de lin ; passez ensuite par un linge avec une forte expression, & conservez cette huile pour l'usage.

Injection contre les Ulcères Sordites & les Fistules.

365. Prenez du suc récent d'écrevisses de rivière & celui de nicotiane, de chacun deux onces ; mêlez-les ensemble en y ajoutant douze grains de mercure doux : servez vous de cette liqueur contre les ulcères sordides & les fistules.

Poudre Tempérante.

366. Prenez du nitre purifié deux gros, du tartre vitriolé & des yeux d'écrevisses préparés, de chacun un gros, du cina-

bre factice un scrupule ; pulvérisez le tout & mêlez-le exactement, la dose en est d'un scrupule trois fois le jour pour les adultes, & de douze grains deux fois le jour pour les enfans, dans une cuillerée d'eau ou de tisane. Cette poudre tempère l'effervescence du sang, fait couler les urines & dispose le ventre à la purgation.

Poudre Absorbante.

367. Prenez des yeux d'écrevisses, des coquilles d'huîtres & de la craie, le tout préparé, de chacun un gros, de la noix muscade un demi-gros ; pulvérisez le tout, & mêlez-le exactement. Cette poudre est propre pour absorber & pour détruire les aigreurs de l'estomac ; elle arrête aussi les vomissemens, les cours de ventre & facilite la digestion du lait. La dose en est d'un scrupule deux fois le jour, deux heures après le dîner & le souper.

Potion Vulnéraire dans les Chutes & Contusions.

368. Prenez de l'eau distillée de pavot rouge quatre onces, du vinaigre de vin six gros, des yeux d'écrevisses préparés deux scrupules, du sirop de roses sèches

une once; mêlez le tout pour une potion vulnéraire à partager en deux doses
en poudre, l'une le matin à jeun, &
l'autre sur les cinq heures du soir, dans
les chutes & les contusions.

Poudre contre les Viscosités des premières
Voies des Enfans.

369. Prenez de la poudre de rhubarbe
& des yeux d'écrevisse préparés de chacun dix grains, de la poudre de cannelle
cinq grains, mêlez le tout pour deux
doses à répéter plusieurs jours de suite
dans les viscosités des premières voies
des enfans.

Opiat fondant dans la Phthysie Tuberculée.

370. Prenez des yeux d'écrevisses préparés & du blanc de baleine de chacun
un gros & demi, de la gomme arabique
& des fleurs de soufre lavé de chacun
deux gros, de la panacée mercurielle
deux scrupules, de l'extrait de gentiane
une demi-once, des pilules de Starkey
un gros, incorporez le tout avec le
sirop diacode pour former un opiat fondant dans la phthysie tuberculée. La
dose en est de la grosseur d'une noix
muscade soir & matin dans du pain à
chanter.

Autre Opiat contre la même Maladie.

371. Prenez de la pulpe de caſſe une demi-once, des yeux d'écreviſſes préparés & du blanc de baleine de chacun un gros, des pilules de cynogloſſe deux ſcrupules, du baume de copahu vingt gouttes; incorporez le tout avec le ſirop de guimauve pour prendre à la doſe de deux ſcrupules, ou un gros, le ſoir en ſe couchant.

Poudre contre les Diarrhées avec Fièvre.

372. Prenez des yeux d'écreviſſes préparés un gros, du nitre purifié & de la poudre de *ſimarouba*, de chacun un demi-gros; mêlez le tout pour une poudre tempérante & aſtringente : la doſe eſt d'un ſcrupule trois fois le jour.

Poudre Digeſtive & Stomachique.

373. Prenez de la rhubarbe choiſie & du tartre vitriolé de chacun deux ſcrupules, deux yeux d'écreviſſe préparés, de l'écorce d'oranges amères & des feuilles de chardon bénit, de chacune un gros; pulvériſez le tout pour une poudre à prendre à la doſe d'un demi-gros avant le dîner & le ſouper.

Remède contre l'Hydropisie.

374. Prenez des cantharides six grains, des yeux d'écrevisses préparés, du tartre vitriolé & du sel d'arrête-bœuf de chacun un scrupule; mêlez le tout ensemble après l'avoir pulvérisé, & partagez-le en paquets, de huit grains chaque, à donner au nombre de trois par jour dans l'hydropisie, en buvant par dessus un verre d'infusion de graine de lin.

Remède contre la Gonorrhée.

375. Prenez des cantharides deux gros, de l'esprit de vin rectifié une demi-livre; faites digérer ces drogues pendant deux jours à petit feu, coulez la teinture & versez-la sur du baume de copahu une once, de la gomme de gayac une demi-once, de la cochenille un demi-gros; mettez le tout en digestion sur le sable pendant quatre ou cinq jours; coulez la teinture & ajoutez-y du camphre deux gros, de l'huile distillée de genièvre un gros. Ce remède est bon contre la gonorrhée & se donne le matin à jeun à la dose de huit à douze gouttes dans une eau de graine de lin.

Emplâtre Véficatoire.

376. Prenez de la poix de Bourgogne une once, de la térébenthine de Venife & de la poudre de cantharides de chacune trois gros; faites du tout un emplâtre véficatoire à appliquer derrière les épaules dans les fièvres malignes & qu'on y laiffera vingt-quatre heures; ou

Prenez des cantharides réduites en poudre fine une demi-once; mêlez-les exactement avec dix gros de levain délayé dans du vinaigre. Etendez le tout fur une peau & appliquez l'emplâtre entre les deux épaules, le laiffant vingt-quatre heures, ou jufqu'à ce que l'épiderme fe lève en veffie.

Autre Emplâtre.

377. Prenez de l'emplâtre de cérufe dix gros, de l'emplâtre véficatoire ordinaire fix gros; mêlez le tout exactement pour former un emplâtre adouci, qu'on applique à la place du véficatoire ordinaire, afin d'entretenir l'écoulement de la lymphe, en le renouvelant tous les deux jours.

Onguent propre pour les Fluxions & Douleurs opiniâtres des Yeux.

378. Prenez de l'onguent bafilicum ou fuppuratif une demi-livre, de la cire neuve jaune fix gros; faites-les fondre dans une terrine verniffée fur un petit feu; retirez enfuite votre terrine, & lorfque la matière fera à demi refroidie, ajoutez à ce mêlange des cantharides une once, de l'euphorbe deux gros, du poivre long un gros, de la graine de moutarde une demi-once; le tout réduit en poudre fubtile. Remuez ce mêlange jufqu'à ce que les ingrédiens foient bien incorporés, & gardez l'onguent pour l'ufage dans un pot de fayence. Cet onguent s'applique fur de la peau à la nuque du col derrière les oreilles, dans les fluxions & les douleurs opiniâtres des yeux.

Cataplafme contre la Douleur des Dents.

379. Prenez des mouches cantharides au nombre de cinq, des têtes d'ails au nombre de trois, de la thériaque un demi-gros; pilez le tout, enveloppez-le dans un linge fin, appliquez-le fur le pli du bras à l'endroit où l'on faigne ordinairement & du côté dou-

loureux; laissez-le jusqu'à ce que les vessies s'élèvent sur la peau, ce qui fera cesser la douleur.

Liniment contre les Rhumatismes & la Goutte Sciatique.

380. Prenez de l'huile de fourmis, de camomille & de millepertuis, de chacune une demi-once, de l'esprit de vin camphré six gros; mêlez le tout pour un liniment dans les rhumatismes & la goutte sciatique.

Liniment contre la Paralysie & la Débilité des Nerfs.

381. Prenez de l'huile de fourmis & de vers de terre de chacune deux onces, de l'esprit de vin camphré, une demi-once, de l'huile de térébenthine deux gros, de l'esprit de sel ammoniac un gros; mêlez le tout pour un liniment contre la paralysie & la débilité des nerfs.

Liniment contre les Contusions & l'Atrophie des Articulations.

382. Prenez de l'esprit de fourmis six gros, de l'huile rosat & de laurier de chacune une once; mêlez le tout pour un liniment contre les contusions & l'atrophie des articulations.

Liniment anti-Scorbutique.

383. Prenez de la gomme laque un gros
& demi, de l'alun brûlé un scrupule ; pulvérisez le tout & incorporez-le avec du
miel rosat six gros pour un liniment anti-
scorbutique, dont on frottera les gencives plusieurs fois le jour avec un pinceau
ou un petit bâton garni d'un linge ; ou

Prenez des teintures de gomme laque & de fleurs d'ancholie de chacune
une demi-once, de celle de mastic
deux gros ; le tout pour un liniment
anti-scorbutique.

Bouillon contre les Tartres, les Écrouelles
& les Obstructions du bas-Ventre.

384. Prenez des racines de patience
sauvage & de chicorée sauvage, du cref-
son de fontaine, de chacun une demi-
poignée ; sur la fin mettez-y deux écrevisses de rivière étouffées dans l'eau
chaude & pilées dans un mortier de
marbre & douze cloportes lavés vivans
& étouffés dans le vin blanc ; passez ensuite le tout avec expression pour un
bouillon convenable dans les dartres,
les écrouelles, les obstructions du bas-
ventre, & lorsqu'une pituite glaireuse
occupe les premières voies.

Bol

Bol contre les Graviers & les Glaires des Reins & de la Veſſie.

385. Prenez de la poudre de cloportes un ſcrupule, de la térébenthine de Veniſe un demi-gros ; faites du tout un bol contre les graviers & les glaires des reins & de la veſſie.

Opiat Anti-Aſthmatique.

386. Prenez des fleurs de ſoufre ſix gros, du blanc de baleine deux gros, de la poudre de cloportes & de la gomme ammoniaque, de chacune un gros & demi, de la poudre d'iris de Florence un gros ; incorporez le tout avec une ſuffiſante quantité de miel blanc, pour former un opiat anti-aſthmatique à prendre le matin à jeun, de la groſſeur d'une noix muſcade, dans du pain à chanter.

Opiat fondant contre les Obſtructions du bas-Ventre.

387. Prenez des extraits d'*enula campana*, d'abſinthe & du ſafran de mars apéritif de chacun deux gros, de la poudre de cloportes, de la gomme ammoniaque & du mercure doux de chacun un gros & demi, des yeux d'écreviſſes préparés, de l'antimoine diaphorétique non

K

lavé & de *l'arcanum duplicatum* de chacun un gros, des fels d'abfinthe & de ta-
marifc de chacun deux fcrupules ; incorporez le tout avec une fuffifante quantité
de firop de pommes compofé pour un
opiat fondant contre les obftructions du
bas-ventre, dont la dofe fera de quatre
fcrupules à prendre le matin à jeun pendant douze jours & deux taffes d'infufion
de véronique par-deffus ou un bouillon
léger avec le veau & la chicorée amère.

Liniment dans la Suppreffion d'Urine.

388. Prenez de l'onguent d'*althæa* une
demi-once, de l'huile de fcorpion fimple deux gros; mêlez le tout pour un
liniment à faire fur la région de la veffie
dans la fuppreffion d'urine.

Liniment dans les Douleurs Néphrétiques.

389. Prenez de l'onguent d'*althæa*
trois gros, de l'huile de fcorpion deux
gros, de l'huile diftillée de térébenthine
un gros; mêlez le tout pour un liniment
à faire fur les reins dans les douleurs
néphrétiques.

Bol contre la Piqûre du Scorpion.

390. Prenez de la corne de cerf préparée fans feu un fcrupule, du befoard

minéral douze grains, du fel volatil de corne de cerf fix grains ; incorporez le tout avec un peu de firop d'œillet pour former un bol à répéter dans la journée contre la piqûre de fcorpion.

Looch contre les Ulcérations de la Gorge & le Crachement de Sang.

391. Prenez de l'ichthyocolle diffoute dans une fuffifante quantité d'eau de plantain, un gros, du fang de dragon & du bol d'Arménie de chacun un fcrupule, de l'huile d'amandes douces récente, des firops de grande confoude & de guimauve de chacun une once ; mêlez le tout pour un looch à prendre à la cuillerée contre les ulcérations de la gorge & le crachement de fang.

Remède contre l'Accouchement difficile.

392. Prenez de l'eau de fleurs de fureau deux onces, de la poudre de foie d'anguille un demi-gros, du firop d'armoife une once : mêlez le tout pour une dofe dans l'accouchement difficile & pour faire fortir une portion de l'arrière-faix.

Liniment contre les Hémorroïdes.

393. Prenez de la graiffe d'anguille & de l'huile de pommes de merveille de

K ij

chacune deux gros ; mêlez le tout pour un liniment contre les hémorroïdes.

Looch contre la Pleuréfie, la Fluxion de Poitrine & les Tranchées des Enfans.

394. Prenez de l'huile d'amandes douces & du firop de guimauve de chacun une once, du blanc de baleine diffout dans de l'huile un gros ; mêlez le tout pour un looch à prendre à la cuillerée.

Potion anti-Hyftérique.

395. Prenez de l'anti-hectique de Poterius un demi-gros, de l'huile d'amandes douces deux onces, du blanc de baleine un gros, firop d'armoife une once, de l'eau de fleurs de tilleul quatre onces ; mêlez le tout pour une potion anti-hyftérique à donner à la cuillerée.

Opiat anti-Afthmatique.

396. Prenez du blanc de baleine un gros, des fleurs de foufre deux gros, du gingembre une demi-once, de l'ambre-gris dix grains, du fucre candi un gros ; mêlez le tout & incorporez-le avec une demi-once de miel blanc pour former un opiat anti-afthmatique à donner depuis la dofe d'un demi-gros jufqu'à un gros dans du pain à chanter.

Opiat Fondant.

397. Prenez de la conferve de tuffilage une demi-once, des pilules de morton quatre fcrupules, des fleurs de foufre & du blanc de baleine de chácun un gros & demi, de la panacée mercurielle un gros, des yeux d'écreviffes préparés deux fcrupules, mêlez le tout avec le baume de foufre anifé pour former un opiat fondant contre les tubercules du poumon, à donner à la dofe d'un gros foir & matin, dans du pain à chanter.

Bol contre la Vomique.

398. Prenez baume du Pérou vingt gouttes, fucre pulvérifé fuffifante quantité, faites un bol à prendre dans la vomique & par-deffus : le malade prendra l'infufion contre la vomique, dont nous avons donné ci-deffus la préparation.

Opiat Déterfif & Confolidant.

399. Prenez de la moelle de caffe une demi-once, de la poudre de cloportes & du blanc de baleine de chacun deux gros, du baume du Pérou & de la gomme arabique de chacun un gros ; mêlez le tout avec le firop d'éry-

K iij

fimum pour former un opiat déterfif &
confolidant dans la phthyfie, à prendre
deux fois le jour à la dofe d'un demi-
gros à un gros, dans du pain à chanter.

Emplâtre contre toutes les Tumeurs des
Mammelles.

400. Prenez de la cire blanche quatre onces, du blanc de baleine deux
onces, du galbanum diffout dans du
vinaigre, paffé enfuite & bouilli, une
once, de l'huile de fureau une fuffifante
quantité; faites du tout un emplâtre excellent contre toutes les tumeurs des
mammelles, qui proviennent de la coa-
gulation du lait.

Cataplafme dans les Fièvres Malignes,
Putrides & Léthargiques.

401. Prenez deux harengs falés; des
feuilles de rue & de chélidoine de chacune une poignée, de la racine de raifort
fauvage deux onces; pilez le tout & mêlez-le avec une fuffifante quantité de
levain arrofé de vinaigre pour former un
cataplafme à appliquer fous la plante des
pieds dans les fièvres malignes, putrides & léthargiques.

Cataplafme contre les Entorfes & Foulures.

402. Prenez un hareng falé, pilez-le & l'appliquez en cataplafme fous les entorfes & foulures des tendons.

Remède dans la Pleuréfie.

403. Prenez des os de tête de brochet deux gros, du fang de bouquetin préparé & des fleurs de foufre de chacun un gros; mêlez le tout pour une poudre diaphorétique, dont la dofe eft d'un fcrupule à un demi-gros dans trois onces de chardon bénit, à donner dans la pleuréfie, lorfqu'il y a indication de faire fuer; ou bien

Prenez de l'eau de coquelicot trois onces, des os de mâchoires de brochet pulvérifés un gros, du fel volatil de corne de cerf dix grains, du laudanum un grain & demi, du firop de coquelicot trois gros; mêlez le tout pour trois dofes.

Bouillon contre la Galle, les Dartres, les Écrouelles & les autres Maladies de la Peau.

404. Prenez un poulet vidé & écorché, faites-le cuire pendant deux heures dans une fuffifante quantité d'eau de rivière à la réduction de deux bouillons,

ayez enfuite deux vipères écorchées,
auxquelles on aura ôté la tête, la queue &
le fiel; mais laiffez le cœur, le poumon
& le foie, coupés par petits morceaux,
une poignée de feuilles de bourrache &
une demi-poignée de cerfeuil ; faites cuire
le tout pendant trois heures dans le
bouillon fufdit; couvrez & luttez avec
de la pâte. Coulez énfuite avec une forte
expreffion, & partagez en deux bouillons à prendre pendant un mois, l'un
le matin à jeun, & l'autre fur les cinq
heures du foir : ces bouillons conviennent dans tous les cas où il faut purifier la maffe du fang, comme dans la
galle, les dartres, les écrouelles & les
autres virus de la peau qui ne font pas
accompagnés d'inflammation.

Julep contre les Diarrhées Séreufes.

405. Prenez des eaux de bardane &
de chardon bénit de chacune trois onces,
de la poudre d'yeux d'écreviffes préparée & de l'antimoine diaphorétique, de
chacun un fcrupule : du fel volatil de
vipère douze grains, du firop de capillaire une once ; mêlez le tout pour un
julep convenable dans les diarrhées fé-
reufes.

Bol contre la Galle rentrée.

406. Prenez de la conferve de fumeterre un gros, du firop d'œillet une quantité fuffifante ; faites du tout un bol enveloppé dans du pain à chanter, qui convient pour faire fuer dans une galle rentrée.

Potion anti-Vermineufe ou Alexitère.

407. Prenez des eaux de fcabieufe & de chardon bénit de chacune trois onces, du firop de pavot rouge une once, du *diafcordium*, de la thériaque vieille & de la poudre de vipère de chacun un fcrupule, de l'efprit volatil de vipère trente gouttes ; mêlez le tout pour une potion anti-vermineufe ou alexitère à donner à la cuillerée.

Bol Sudorifique.

408. Prenez de la vieille thériaque douze grains, des fleurs de pavot rouge en poudre & de la poudre de vipères de chacun dix grains, de l'antimoine diaphorétique dix grains, du fel volatil de vipères cinq grains ; mêlez le tout avec le firop d'œillets pour former un bol fudorifique à donner fur le champ.

K v

Collyre très-eſtimé contre la Foibleſſe, la Chaſſie & la Rougeur des Yeux.

409. Prenez de la tutie préparée une once, de la pierre hématite préparée deux ſcrupules, du meilleur aloës préparé douze grains, des perles préparées quatre grains ; mêlez le tout avec une ſuffiſante quantité de graiſſe de vipères dans un mortier de marbre ou de verre, dont le pilon ſoit de la même matière, pour former un collyre, dont on fera un liniment matin & ſoir ſur les yeux malades, ce qu'on continuera pendant quelque temps.

Bouillon propre contre les Galles, Dartres invétérées, Écrouelles & autres Maladies de la Peau, dans leſquelles il faut purifier le Sang.

410. Prenez la chair d'un ſerpent écorché, dont vous aurez ôté la tête, la queue & les entrailles, réſervant le cœur & le foie ; coupez le tout par tronçons & ajoutez-y un quartier de volaille & une poignée de cerfeuil ; faites-le cuire pendant cinq heures au bain-marie dans un vaiſſeau lutté avec de la pâte, coulez enſuite avec une forte expreſſion pour un bouillon convenable dans les

galles, dartres invétérées, écrouelles &
autres maladies de la peau, où il faut
purifier le sang.

Poudre excellente dans le Pourpre & dans les Fièvres Malignes & Pestilentielles.

411. Prenez de la poudre de serpent
deux gros, des racines de valériane,
d'angélique, de pimprenelle & des feuilles de rue de chacune un gros ; réduisez
le tout en une poudre dont la dose sera
d'un à deux scrupules à prendre dans
deux onces d'eau de chardon bénit,
dans le pourpre & dans les fièvres malignes & pestilentielles.

Poudre contre l'Hydropisie ascite.

412. Prenez des crapauds, telle quantité qu'il vous plaira, ôtez-en la tête &
les intestins, & après les avoir fait sécher au soleil, réduisez-les en poudre ;
la dose en est de dix à quinze grains,
en y ajoutant la même quantité de sucre.
Cette poudre est excellente dans l'hydropisie ascite. On peut en user trois ou
quatre fois, mais en mettant quatre jours
d'intervalle entre chaque prise : car elle
purge quelquefois avec violence.

K vj

Remède contre les Douleurs des Reins.

413. Prenez une demi-livre de crapauds, de l'huile d'olives quatre onces,
de la cire une once & demie; faites
bouillir ces drogues dans un pot jusqu'à
la diminution de la moitié, ou jusqu'à
ce qu'elles ayent acquis la consistance
d'un cérat, qu'on étendra sur une peau,
ou sur une compresse pour l'appliquer
sur la région des reins dans la douleur
& la foiblesse de ces parties.

Bouillon contre la Phthysie Pulmonaire.

414. Prenez une demi-livre de maigre
de veau & le foie, le cœur, le sang & la
chair d'une tortue de la grosseur ordinaire; faites bouillir le tout dans trois
chopines d'eau, que vous réduirez à deux
bouillons; ajoutez-y le dernier quart-
d'heure des sommités sèches & fleuries
de millepertuis, des fleurs de guimauve
& de tussilage, de chacune une pincée;
passez ensuite la liqueur par un linge
avec expression, & partagez-la en deux
bouillons à prendre pendant vingt jours
matin & soir dans la phthysie pulmonaire.

Onguent contre les Fiffures des Lèvres & des Mammelles.

415. Prenez du bol d'Arménie, de la myrrhe & de la cérufe de chacun deux gros; pulvérifez le tout & incorporez avec fuffifante quantité de graiffe de canard, pour un onguent qui guérit promptement les fiffures des lèvres & des mammelles.

Cataplafme contre la Squinancie.

416. Prenez du miel rofat quatre onces, de la poudre de fiente d'oie deux onces, de la caffe une once; faites du tout un cataplafme pour appliquer chaudement fur la gorge dans la fquinancie.

Cataplafme contre les Parotides.

417. Prenez de la poudre de fiente d'oie une once, du fafran un demi-gros, du fang de dragon un gros & demi, du miel rofat deux onces; mêlez le tout pour un cataplafme propre à réfoudre les parotides.

Poudre contre la Jauniffe.

418. Prenez de la poudre de fiente d'oie defféchée au foleil deux onces, du fafran oriental un gros, du fucre candi

deux onces ; mêlez le tout pour une poudre contre la jauniſſe, à prendre à la doſe de deux gros le matin à jeun dans un verre de vin blanc.

Tablettes contre les Aphtes & les Ulcères de la Gorge.

419. Prenez des fleurs de ſoufre une once, de la fiente d'oie deſſéchée trois onces, du ſang de dragon deux gros, de l'huile d'anis ſix gouttes, du ſucre blanc huit onces ; faites du tout, ſuivant l'art, des tablettes avec le mucilage de gomme adraganthe, elles conviennent dans les aphtes & les ulcères de gorge.

Eau contre la Paralyſie, la Catalepſie & les Mouvemens Convulſifs.

420. Prenez un cigogneau déplumé & coupé par morceaux, de la racine de pivoine mâle ſix onces, autant de celles de valériane ſauvage, du guy de chêne cinq onces, de la rue cinq poignées, de la verveine quatre poignées, de la bé- toine, de l'hyſſope & de la ſauge de chacun trois poignées ; hachez les her- bes & mettez le tout dans un alambic en ajoutant une ſuffiſante quantité de vin blanc pour ſurnager la matière de deux

doigts; laiſſez macérer quelques heures & diſtillez enſuite à moitié; la doſe en eſt de deux ou trois cuillerées deux fois le jour dans la paralyſie, la catalepſie & les mouvemens convulſifs.

Électuaire anti-Éleptique.

421. Prenez de la fiente blanche de cigogne deſſéchée & de la racine de pivoine mâle de chacune deux onces, de la racine de valériane ſauvage une once, des ſemences de pivoine écraſées trois onces, de la ſemence de carvi une demi-once; réduiſez le tout en poudre & l'incorporez avec ſuffiſante quantité de miel anthroſat pour former un électuaire anti-éleptique, dont la doſe ſera de deux gros deux fois le jour.

Bol Diurétique.

422. Prenez de la fiente de pigeon calcinée un gros, du ſafran pulvériſé douze grains; mêlez le tout avec un peu de ſirop des cinq racines apéritives pour former un bol diurétique, à prendre dans du pain à chanter.

Liqueur Diurétique, propre pour nettoyer les Reins des Glaires & des Graviers, & contre la Colique.

423. Prenez de la fiente de pigeon & de la femence d'anis de chacune quatre onces, de l'écorce récente d'oranges deux onces; verfez fur le tout de bon vin de Bourgogne quatre livres, & laiffez enfuite macérer pendant vingt-quatre heures, puis diftillez au bain-marie les deux tiers de la liqueur, que vous garderez dans des bouteilles pour l'ufage. Cette liqueur eft très-recommandable pour pouffer les urines, pour nettoyer les reins des glaires & des graviers, & contre la colique; la dofe en eft d'une cuillerée à bouche, qu'on peut couper avec de l'eau.

Cataplafme anti-Peftilentiel, propre à appliquer fur les Bubons, & les amener à maturité.

424. Prenez de la fiente de pigeon pulvérifée quatre onces, du fafran une demi-once, du mithridate, de la thériaque & de la femence de moutarde de chacune une once; mêlez le tout & ajoutez-y une fuffifante quantité de térébenthi-

ne , pour faire un cataplafme anti-peftilentiel.

Cataplafme contre la Goutte Remontée.

425. Prenez de la racine de raifort
fauvage , de l'ail, des fommités de rue
& de la fiente de pigeon de chacune une
once ; pilez le tout dans un mortier en
l'arrofant de vinaigre ; ajoutez-y fur la
fin de bonne moutarde à manger, trois
onces ; faites du tout un cataplafme contre la goutte remontée, qu'on appliquera
fous la plante des pieds, & qu'on renou-
vela lorfqu'il fera fec.

Poudre Émétique pour un Adulte, quand il a l'eftomac rempli d'aliment.

426. Prenez du tartre émétique cinq
grains, de la réfine de jalap trois grains,
du fucre blanc un fcrupule ; mêlez, faites
une poudre, qu'on prendra en deux dofes
dans de la bière chaude.

Poudre Purgative pour un Adulte.

427. Prenez de la racine de jalap dix
grains, d'oleofaccharum , de fenouil
vingt-cinq grains ; mêlez en broyant
long-temps ; faites une poudre à prendre
une dofe le matin dans du café.

Autre Poudre dans le Cancer, quand il n'est point ulcéré.

428. Prenez réfine de jalap fix grains, diagrède fept grains, antimoine diaphorétique non lavé vingt-quatre grains; mêlez, faites une poudre.

Poudre à prendre dans le Scorbut commençant.

429. Prenez du tartre vitriolé non acide, du criftal minéral & du fel polychrefte de chacun un demi-gros, pour une poudre purgative à prendre le matin dans du petit-lait : on boira pardeffus douze onces de petit-lait.

Poudre anti-Vermineufe pour un Enfant.

430. Prenez aloës trois grains, réfine de jalap un grain, vitriol de mars deux grains; mêlez, faites une poudre à prendre à une feule dofe le matin à jeun.

Poudre réfolutive, Anti-Phlogiftique dans la Péripneumonie.

431. Prenez fleurs de foufre deux gros, oliban un fcrupule, blanc de baleine un demi-gros, antimoine diaphorétique non lavé un gros; mêlez, faites

une poudre qu'on divisera en douze doses & qu'on prendra d'heure en heure.

Poudre Narcotique dans la Péripneumonie.

432. Prenez opium coupé par tranches déliées & séchées lentement un grain, corail rouge douze grains, oliban six grains ; mêlez, faites une poudre fine qu'on réitérera tous les soirs avant de s'endormir.

Poudre anti-Acide.

433. Prenez yeux d'écrevisses préparés, osteocolle, craye, écailles d'huîtres calcinées, corail rouge préparé de chacun deux gros, racines de zédoaire, muscade de chacun un gros & demi ; mêlez, faites une poudre très-fine & mettez-la dans une boîte. On en prendra autant que cela se peut avec la pointe d'un couteau, dans le cas où on est incommodé par les acides.

Boisson Laxative.

434. Prenez feuilles de séné mondé & de scrophulaire aquatique séchée à l'ombre, de chacune deux gros, versez dessus une livre d'eau chaude ; laissez macérer jusqu'à ce que l'eau soit refroi-

die. Le malade prendra de cette boisson de temps en temps pour se lâcher le ventre.

Potions Purgatives.

435. Prenez feuilles de sené mondé & dépouillées de leurs queues deux gros, sel d'absinthe un scrupule; macérez pendant la nuit dans six onces d'eau commune, passez la liqueur : le malade la prendra à jeun ou sèche, ou mêlée avec du bouillon; ou bien

Prenez feuilles de sené deux gros, manne de Calabre une once & demie, rhubarbe choisie coupée par petits morceaux, tartre soluble de chacun un gros, versez dessus douze onces de décoction de pruneaux ou de raisins secs; faites macérer pendant six heures dans cette liqueur tiède, passez & partagez en deux prises; ou bien

Prenez sené oriental deux gros, sel polychreste un gros; infusez dans six onces d'eau tiède pendant six heures; passez & dissolvez dans la colature électuaire de prunes solutives deux gros, sirop de fleurs de pêcher un gros; faites une potion purgative pour prendre à jeun deux heures avant de prendre du bouillon; ou bien

Prenez séné-mondé trois gros, manne de Calabre deux onces, tartre soluble un gros & demi, graines de coriandre un gros, réglisse sèche ratissée & pilée aussi un gros, un citron coupé par tranches, versez par-dessus deux livres d'eau bouillante; macérez pendant six heures; passez le tout & faites prendre au malade par verrées.

Remède très-vanté contre l'Épilepsie.

436. Prenez un vieux corbeau que vous plumerez & viderez en rejetant le bec & les pieds, farcissez-lui le ventre du cœur, du foie, des poumons & de la vésicule du fiel que vous en aurez tiré, en y ajoutant du galanga & de la semence d'anis de chacune quatre onces, mettez-la ensuite dans un vaisseau de terre neuf luté avec de la pâte pour cuire à un four de Boulanger, après que le pain aura été tiré. Refaites la même chose jusqu'à trois fois, s'il est nécessaire, ayant attention qu'elle se dessèche sans brûler. Laissez-la ensuite refroidir & réduisez-la en poudre; la dose est d'un gros tous les jours pendant du temps. On peut l'incorporer avec du sirop de pivoine pour en faire un bol à prendre dans du pain à chanter. Ce re-

mède est extrêmement recommandé contre l'épilepsie.

Bouillon contre le Scorbut.

437. Prenez un vieux coq que vous plumerez, viderez & couperez par tranches, ajoutez-y des feuilles de *cochlearia*, *de beccabunga*, de cresson & de celeri de chacune une poignée, de l'écorce d'orange amère, sèche & concassée & du sel d'absinthe de chacun un gros. Versez sur le tout une pinte d'eau & faites-le bouillir au bain-marie pendant huit heures dans un vaisseau lutté exactement avec de la pâte. Laissez ensuite refroidir avant d'ouvrir le vaisseau, & passez par un linge avec expression pour partager en quatre bouillons à prendre en deux jours, l'un le matin à jeun, & l'autre sur les cinq heures du soir. Si ces bouillons se trouvent trop chargés, on y ajoutera un quart d'eau bouillante; & s'il est nécessaire de procurer la liberté du ventre, on ajoutera au tout un gros de rhubarbe concassée. Ces bouillons sont très-utiles dans le scorbut.

Essence de Coq.

438. Prenez une pinte de bonne eau-de-vie, versez-en la quatrième partie

dans un grand faladier de porcelaine, faites-y dégoutter le fang de fept jeunes coqs, & ayez foin de battre l'eau-de-vie, à mefure que ce fang y dégoutte; verfez-y enfuite le refte de l'eau-de-vie en remuant toujours; ajoutez à ce mêlange deux gros de cannelle concaffée & une demi-livre de fucre candi en poudre, mettez le tout dans une bouteille de grès bouchée avec du liége, du maftic fondu & de la veffie de cochon; enterrez cette bouteille dans du fumier de cheval, & laiffez-l'y pendant quarante jours, ayant foin d'ôter tous les trois jours le fumier qui eft deffus & froid pour en mettre de chaud à la place; laiffez refroidir la liqueur avant d'ouvrir la bouteille.

Cette liqueur appelée effence de coq, eft un reftaurant très - recommandé à la quantité d'une cuillerée dans quelque véhicule approprié dans toutes les occafions où la nature eft défaillante, & furtout dans les épuifemens par débauches & dans les convalefcences des maladies. On le dit encore merveilleux pour remédier à la ftérilité par foibleffe dans les hommes; de forte que les perfonnes ont engendré quelque temps après en avoir fait ufage.

Potion dans les Contre-Coups.

439. Prenez de la partie blanche de
fiente de poule récente deux fcrupules,
faites-la infufer à froid pendant douze
heures dans un verre de vin blanc ; paffez enfuite le tout par un linge avec
une légère expreffion, pour une potion
à donner neuf jours de fuite le matin
à jeun dans les contre-coups : le malade reftant au lit pour attendre la fueur.

Liniment contre la Brûlure.

440. Prenez de la partie blanche de
fiente de poule récente trois onces, du
beurre frais fix onces, des feuilles de
fauge & de plantain de chacune une poignée & demie ; pilez le tout enfemble
dans un mortier & exprimez enfuite fortement l'onguent par un linge clair ou
à la preffe. On en fait un liniment fur
l'endroit affecté en le couvrant de feuilles de bette ou de plantain.

Bol Émétique pour un Adulte.

441. Prenez du vitriol blanc vingt-
cinq grains, du rob de genièvre quantité fuffifante ; mêlez, faites un bol qu'on
donnera avec du pain à chanter, ou bien
on délayera ce bol dans un peu de bière
chaude

chaude ou dans une infusion de thé vert ;
après chaque vomissement il faudra boire
quelques verres de la même infusion tiède.

Bol purgatif dans la Fièvre.

442. Prenez électuaire diaprun de
Sylvius un gros & demi, feuilles de
séné pulvérisées un scrupule ; mêlez,
faites un bol.

Bol anti-Scorbutique & Calmant.

443. Prenez mithridate de Démocrite
un gros, trochisques de mirrhe un demi-
scrupule, huile distillée de succin deux
gouttes ; mêlez, faites un bol qu'on enveloppera d'une feuille d'or : on prendra le bol dans un verre d'eau de poulet.

Bols Balsamiques & Nervins.

444. Prenez de la térébenthine de Chio
deux gros, poudre de réglisse suffisante
quantité ; mêlez, faites des bols au nombre de deux : on en prendra un le matin
& l'autre le soir dans un jaune d'œuf
frais : on boira par-dessus deux onces
d'eau de laitue alexitère.

Bols Salivans.

445. Prenez conserve de roses rouges un demi-gros, mercure doux tri-

L

turé neuf grains : mêlez, faites un bol :
on en fera deux autres pareils qu'on
donnera dans du pain à chanter. Le
malade en prendra un de quatre heures
en quatre heures, ayant bu auparavant une quantité suffisante de tisane
convenable.

Bols Astringens.

446. Prenez rob de cornouiller trois
gros, extrait de tormentille un gros,
bol d'Arménie deux scrupules, pierre
hématite préparée un demi-gros, sirop
de myrthe suffisante quantité; mêlez,
faites des bols au nombre de quatre.
On en prendra un de trois heures en
trois heures dans un peu de vin rouge
austère.

Poudre contre les Accouchemens difficiles.

447. Prenez safran un demi-scrupule, cannelle un scrupule, dictamne de
Crète un demi-gros; mêlez, faites une
poudre pour donner dans l'accouchement difficile.

Bol dans les Accouchemens difficiles.

448. Prenez safran en poudre quinze
grains, myrrhe, borax de chacun un
demi-scrupule; mêlez avec suffisante

quantité de conferve de fleurs de lavande ou de fouci : faites un bol.

Bol pour rappeler les Règles.

449. Prenez fafran en poudre, myrrhe de chacun quinze grains, aloës un fcrupule ; faites un bol avec le firop d'armoife pour rappeler les règles.

Remède contre la Suppreffion des Règles.

450. Prenez fafran un demi-gros, verfez deffus cinq onces de bon vin blanc ; mêlez avec le jus d'une orange, digérez pendant la nuit : la malade en prendra la colature le matin, pour rappeler les règles.

Opiat contre la Phthyfie commençante.

451. Prenez fafran un fcrupule, antihectique de Poterius deux gros, racinés d'iris de Florence un demi-gros, baume de foufre anifé vingt gouttes, conferve d'énula campana une demionce ; mêlez, faites un opiat, dont la dofe eft d'un gros, deux ou trois fois le jour, pour la Phthyfie commençante.

Potion Purgative.

452. Prenez rhubarbe concaffée, tartre foluble, de chacun un gros, moelle de

caffe récemment extraite fix gros ; infufez légèrement dans huit onces de décoction de capillaire ; délayez dans la colature deux onces de manne de Calabre.

Bol contre l'Afthme.

453. Prenez fafran, fel volatil de
fuccin, fleur de benjoin de chacun un demi-gros, gomme ammoniaque un gros,
conferve de fleurs de romarin une demi-
once ; faites un bol dont la dofe eft
d'un gros, deux ou trois fois le jour pour
l'afthme.

Opiat contre la Jauniffe.

454. Prenez fafran en poudre un gros,
graine d'ancholie fix gros, tartre vitriolé
un demi-gros, conferve de cynorrodon
fuffifante quantité ; mêlez, faites un
opiat mou, à partager en fept dofes à
prendre en autant de jours le matin à jeun
dans la jauniffe.

*Collyre pour les Yeux, lorfque la petite
Vérole commence à fortir.*

455. Prenez eaux de rofes & de plantain de chacune deux onces, fafran en
poudre fix grains : faites un collyre dont
on frottera les yeux lorfque la petite vérole commence à fortir.

Collyre pour l'Opthalmie.

456. Prenez eau de fenouil quatre onces, fafran quinze grains, broyez dans un mortier jufqu'à ce que l'eau ait la couleur d'or, féparez la liqueur de la poudre en verfant par inclination, & mêlez avec autant de vin émétique : faites un collyre.

Amulette pour chaffer la Fièvre.

457. Prenez fafran, camphre de chacun un demi-gros, renfermez-les enfemble dans un petit fac d'écarlatte que vous fufpendrez au col vis à vis la foffette du cœur, comme un amulette pour chaffer la fièvre.

Liniment contre le Rachitis.

458. Prenez de la moelle de bœuf, de l'urine d'une perfonne faine & du vin rouge de chacun deux onces, faites cuire le tout à un feu lent, jufqu'à l'évaporation de prefque toute l'humidité; puis coulez & ajoutez à ce mêlange chaud de l'huile de ver de terre une demi-once, du blanc de baleine deux gros, de l'huile de noix mufcade un gros; mêlez le tout enfemble pour un liniment contre le rachitis, dont on

L iij

frottera l'épine du dos dans toute sa longueur.

Liniment contre les Douleurs de la Ratte.

459. Prenez des feuilles de rue, de lierre, de camomille & de thim, de chacune une poignée ; pilez-les & ajoutez-y du fiel de bœuf & de l'huile tirée de pieds de bœufs de chacun une demi-livre, de l'eau-de-vie une once ; faites cuire le tout jusqu'à la confomption de la moitié de l'humidité, & coulez enfuite avec expreffion contre les douleurs de la ratte, & contre celles qui viennent de caufes froides, fi on l'applique en liniment.

Cataplafme contre l'Hydropifie Afcite.

460. Prenez de la fiente de bœuf fraîche deux livres, des bayes de laurier pulvérifées une demi-livre, de la racine récente de bryone blanche une livre de fa femence pulvérifée, & des fleurs de foufre de chacune quatre onces ; faites du tout un cataplafme avec l'eau de chaux pour appliquer fur le ventre dans l'hydropifie afcite, en y ajoutant quatre onces de graiffe de porc.

Toile de Gaultier contre les Eréfypèles &
les Inflammations.

461. Prenez de la moelle de bœuf
une livre, du beurre nouveau une once, de la cire blanche trois livres, de
l'eau de rofe quatre onces, de l'huile
vierge une once. On fait fondre le tout
enfemble, à l'exception de l'huile, qu'on
y ajoute fur la fin. On paffe enfuite au
travers d'un linge, & l'on remue la
matière, jufqu'à ce qu'elle fe forme en
onguent. Quand la matière eft à demi
refroidie, on y trempe des linges pour
en faire de la toile à Gaultier, qu'on applique avec fuccès fur les éréfipèles &
les inflammations, fur les jointures attaquées de la goutte, fur les cautères
& fur les ulcères habituels.

Potion contre les Fleurs Blanches & les
Hémorragies de matrice.

462. Prenez de l'eau de plantain deux
onces, du firop de myrthe & du fuc
exprimé de fiente d'âne de chacune une
demi-once; mêlez le tout pour une potion à prendre le matin à jeun trois
jours de fuite.

L iv

*Potion contre le Délire, la Manie & la
Phrénéſie ſans fièvre.*

463. Prenez des eaux diſtillées de
mouron rouge & de millepertuis de chacune deux onces ; faites-y infuſer pendant quelques heures un morceau de
linge de trois travers de doigt de largeur & d'un doigt de longueur, trempé
dans du ſang d'ânon ; retirez le linge,
lorſqu'il ſera déteint dans la liqueur, &
donnez cette potion, qui peut ſe répéter deux ou trois fois par jour, dans le
délire, la manie & la phrénéſie ſans
fièvre.

Épithème contre la Céphalelgie.

464. Prenez de la farine d'orge à vo-
lonté, détrempez-la avec du lait d'â-
neſſe pour faire un épithème.

Cataplaſme pour le Délire.

465. Prenez du laurier trois onces,
de la fiente d'âne deſſéchée & pulvériſée, une once, du ſel commun une once
& demie ; mêlez le tout avec une ſuffiſante quantité de vinaigre ſurat pour faire
un cataplaſme à appliquer ſur la tête dans
le délire.

Tifane contre les Diarrhées & les Hémor-
ragies.

466. Prenez du riz lavé une once, des rapures d'ivoire & de corne de cerf enfermées dans un nouet, de chacune une demi - once; faites bouillir le tout pendant un quart-d'heure dans deux pintes d'eau commune & paffez enfuite la liqueur pour une tifane aftringente convenable dans les diarrhées & les hémorragies.

Potion Vermifuge.

467. Prenez des eaux de tanaifie & de pourpier de chacune deux onces, de l'ivoire préparé & de la cornaline aufli préparée, de chacun un fcrupule, du *femen contra* dix-huit grains, de la thériaque un gros, du fel ammoniac un fcrupule, du firop de limon une once; mêlez le tout pour une potion vermifuge à prendre en une ou deux fois.

Décoction contre la Pleuréfie.

468. Prenez de l'orge mondé une once, des raifins paffes - mondés deux onces, de la rapure d'ivoire une demi-once, de la réglifle fix gros, de la femence d'anis un demi-gros; faites bouil-

L v

lir le tout dans trois livres d'eau de fontaine, qui feront réduites à deux; paffez
la liqueur & ajoutez-y deux onces de
fiente de cheval pour une décoction contre la pleuréfie, dont la dofe fera d'un
gros, de quatre en quatre heures.

Poudre contre l'Avortement.

469. Prenez du corail rouge & des
perles, le tout préparé, de chacun un
gros, du fantal citrin & de l'ivoire préparé de chacun trois gros, de la graine
de kermès deux gros, du fucre blanc
en poudre une demi-once; faites du tout
une poudre fubtile contre l'avortement,
que vous diviferez en quarante prifes
à donner pendant quarante jours, le matin, dans un jaune d'œuf cuit à la coque.

Poudre contre la Jauniffe.

470. Prenez du fafran oriental quatre
fcrupules, de l'ivoire préparé une demi-once, du fucre candi blanc une once; réduifez le tout en une poudre fine,
que vous diviferez en huit prifes, à
donner pendant huit jours, le matin à
jeun, contre la jauniffe.

Potion contre la Suppreſſion des Vidanges, & pour faire ſortir l'Arrière-Faix & le Fœtus.

471. Prenez des teſticules de cheval un gros, du ſafran un ſcrupule; réduiſez le tout en poudre, & mêlez-le avec ſix onces d'eau de lis pour faire une potion à partager en deux priſes à donner à quatre heures de diſtance l'une de l'autre dans la ſuppreſſion des vidanges, &c.

Potion contre la Pleuréſie.

472. Prenez du ſuc exprimé de fiente de cheval récente, une once, du vin blanc trois onces, du ſirop de coquelicot une once, mêlez le tout pour une potion à donner dans la pleuréſie après quelques ſaignées.

Poudre contre le Cancer.

473. Prenez des verrues attachées aux pieds d'un cheval entier deux onces; lavez-les dans de l'eau commune & enſuite faites-les infuſer dans du vin blanc pendant un mois, puis ſéchez-les & réduiſez-les en une poudre utile contre le cancer, dont la doſe eſt d'un demi-gros deux fois le jour dans une liqueur convenable.

L vj

Topique pour les Points.

474. Prenez des crottes de cheval entier telle quantité qu'il vous plaira, mêlez-les avec de l'urine sur les cendres chaudes & appliquez le tout chaudement sur le côté douloureux dans la pleurésie.

Onguent anti-Pleurétique.

475. Prenez de la graisse de marmotte une once, de l'huile d'amandes douces une demi-once, de l'huile rosat & de camomille de chacune un gros; mêlez le tout pour un onguent anti-pleurétique.

Électuaire contre l'Asthme.

476. Prenez fleurs de benjoin & sel de succin de chacune un demi-gros, safran un scrupule, gomme ammoniaque deux scrupules, conserve d'énula campana deux gros; mêlez, faites un électuaire, partagez-le en quatre parties, que l'on donnera dans l'asthme de six en six heures.

Poudre contre la Peste & les Fièvres Malignes.

477. Prenez racines de pétasite, de bistorte en poudre & camphre de chacun un gros, corne de cerf préparée

philosophiquement deux gros ; mêlez, faites une poudre, dont la dose est d'un gros dans la peste & les fièvres malignes.

Poudre Sudorifique.

478. Prenez camphre quinze grains, huile de cannelle trois gouttes, laudanum un grain, conserve de fleurs de romarin suffisante quantité ; mêlez, faites un bol pour exciter la sueur.

Bol contre la Suppression Menstruelle.

479. Prenez camphre douze grains, conserve de fleurs de souci suffisante quantité ; mêlez, faites un bol contre la suppression des règles.

Autre Bol contre la même Maladie.

480. Prenez camphre, castoreum, assa-fœtida de chacun cinq grains, myrrhe, aloës en poudre de chacun dix grains, huile de succin trois gouttes, conserve de rue suffisante quantité ; mêlez, faites un bol.

Pilules contre la Gonorrhée.

481. Prenez camphre deux gros, térébenthine de Venise deux onces, sang de dragon trois gros ; mêlez exactement,

faites des pilules, dont la dose est d'un demi-gros dans la gonorrhée.

Collyre contre l'Ophtalmie.

482. Prenez eau de fenouil trois onces, esprit de vin camphré une demi-once ; mêlez, faites un collyre contre l'ophtalmie, le glaucome & la cataracte qui commence.

Remède contre les Ulcères & Plaies putrides.

383. Prenez teinture de myrrhe & d'aloës quatre onces, esprit de vin camphré une once. Ce mêlange est excellent pour déterger les ulcères & les plaies putrides, fétides & qui tendent au sphacèle.

Liniment contre la Brûlure.

484. Prenez sucre de Saturne une demi-once, camphre un demi-gros, huile de lin & huile d'anis de chacune une once ; mêlez, faites un liniment contre la brûlure.

Liniment contre la Paralysie & les Douleurs de Rhumatisme.

485. Prenez huile de lombrics trois onces, esprit de vin camphré une once, huile de térébenthine une demi-once, es-

prit de sel ammoniac un gros ; mêlez, faites un liniment contre la paralysie & les douleurs de rhumatisme.

Huile pour empêcher la Carie des Os, & pour procurer l'Exfoliation des Tendons.

486. Prenez camphre grossièrement concassé trois onces, esprit de nitre six onces, digérez ensemble dans un vaisseau de verre bien fermé au bain-marie, agitant de temps en temps, jusqu'à ce que le camphre soit entièrement dissout ; séparez l'huile qui nage sur l'esprit & qui pèse quatre onces. Cette huile est recommandée pour les maladies susdites.

Onguent contre les Vers.

487. Prenez des feuilles d'absinthe commune, de menthe, de tanaisie & de rue, de chacune une poignée ; mêlez avec une once de poudre contre les vers, de la coloquinte & de l'aloës de chacun une demi-once ; du fiel de taureau quatre onces ; pilez le tout & ajoutez-y du beurre récent qui ne soit point salé deux livres & du vin blanc une livre, faites cuire le tout à un feu lent jusqu'à la consomption de la moitié de l'humidité, coulez ensuite par un linge avec une forte expression pour un onguent contre

les vers, dont on frottera le bas-ventre, le couvrant ensuite d'une large compresse pliée en quatre, & répétant cette onction pendant quelques jours consécutifs.

Décoction Pectorale.

488. Prenez dattes dont on aura ôté les noyaux n° X, figues n° VI, réglisse ratissée & concassée deux gros, riz mondé & lavé une once. Faites bouillir selon l'art dans quatre livres d'eau claire réduite à trois livres, passez & faites prendre cette liqueur par verrées.

Électuaire Anthelmentique.

489. Prenez semences d'absinthe ordinaire, de tanaisie, contre-vers, de chacune deux gros, miel deux onces; mêlez, la dose est de deux gros à prendre tous les matins.

Électuaire purgatif anti-Phlogistique.

490. Prenez pulpe de tamarin choisie deux onces, cristaux de tartre en poudre fine deux gros; mêlez, on en prendra de demi-heure en demi-heure un gros, jusqu'à ce qu'on soit purgé suffisamment.

Styptique Incraffant.

491. Prenez conferve de rofes rouges deux onces, milieu de coing une once, fleurs de grenade un gros & demi, bol d'Arménie deux gros, pierre hématite préparée un gros, firop de myrthe quantité fuffifante ; mêlez, faites un condit qu'on mettra dans un petit pot de fayence. Ce condit eft aftringent : on en prendra la groffeur d'une châtaigne trois ou quatre fois le jour.

Électuaire pour ranimer dans la Langueur de la Fièvre.

492. Prenez confection alkermès un gros, gingembre confit fix gros, racines de contrayerva, de ferpentaire de Virginie de chacun un gros, firop des cinq racines apéritives quantité fuffifante ; mêlez, faites un condit, dont la dofe eft d'un demi-gros de quatre heures en quatre heures.

Opiat Aphrodifiaque.

493. Prenez électuaire de fatyrion une once & demie, thériaque d'andromaque fix gros, confection de femences de roquette trois gros, trochifques de vipères, borax de Venife, de chacun

deux gros., essence d'ambre liquide trente gouttes, sirop de gingembre confit quantité suffisante ; mêlez, faites un opiat roboratif, dont la dose est d'une demi-cuillerée dans le besoin.

Électuaire Fébrifuge.

494. Prenez bon quinquina une demi-once, sel polychreste deux gros, sirop des cinq racines suffisante quantité ; mêlez, faites un électuaire. On en prendra dans l'intermission de la fièvre, la huitième partie dans du vin, de deux heures en deux heures.

Électuaire apéritif & détersif dans la Péripneumonie suppurante.

495. Prenez myrrhe, oliban de chacun un gros, miel blanc deux onces ; mêlez selon l'art. On en prendra un gros toutes les heures.

Remède contre les Hémorragies du Nez.

496. Prenez de fiente de porc desséchée trois gros, de la poudre de roses un demi-gros ; mêlez ces poudres avec du suc de plantain, ou du suc d'ortie, & trempez-y du coton ou une tente pour introduire dans le nez.

Opiat contre les Glaires de la Veſſie & du Gravier.

497. Prenez telle quantité qu'il vous plaira de coquilles d'œufs, lavez-les bien dans pluſieurs eaux & en ôtez la pellicule qui eſt en-dedans, faites enſuite ſécher au ſoleil, & lorſqu'elles ſeront parfaitement ſèches, vous les pilerez & les réduirez en poudre impalpable en les broyant ſur le porphyre : c'eſt la meilleure préparation des coquilles d'œufs. Prenez de la térébenthine de Veniſe bien claire une once, de la poudre de coquilles d'œufs une demi-once, de la rhubarbe & des trochiſques de Karabé de chacun deux gros, du ſucre fin deux onces, mettez en poudre ce qui doit être pulvériſé, & incorporez le tout dans un mortier de marbre avec une ſuffiſante quantité d'huile d'amandes douces récente, pour former un opiat contre les glaires de la veſſie & les graviers, à prendre dans du pain à chanter, à la doſe d'un gros ou d'un gros & demi, ſoir & matin, en continuant pendant du temps.

Remède contre la Pierre & la Rétention d'Urine.

498. Prenez de la poudre de coquilles d'œufs préparée & de celle de coquilles de limaçons aussi préparée, de chacune quinze grains : des yeux d'écrevisses préparés dix grains ; mêlez le tout pour une poudre à prendre pendant neuf jours, le matin à jeun, dans la pierre & la rétention d'urine, en avalant pardessus un verre d'infusion de turquette ou de pariétaire.

Collyre Anodin & Rafraîchissant.

499. Prenez de l'eau de rose & de l'eau de plantain de chacune deux onces ; agitez-les bien avec un blanc d'œuf jusqu'à ce que le blanc d'œuf soit entièrement dissout & réduit en liqueur, pour un collyre anodin & rafraîchissant.

Liniment contre les Hémorroïdes gonflées & douloureuses.

500. Prenez de l'huile d'œuf & de l'onguent populeum de chacun deux gros ; mêlez-les ensemble pour faire un liniment contre les hémorroïdes gonflées & douloureuses.

Lavement anodin contre la Colique, le Te-
nesme & la Dyssenterie.

501. Prenez du son & des feuilles de
bouillon blanc, de chacun une poignée,
de la graine de lin deux pincées, faites
bouillir le tout dans une livre & demie
d'eau commune jusqu'à la diminution
d'un tiers ; délayez dans la colature deux
jaunes d'œufs pour un lavement anodin
contre la colique, le tenesme & la dyssenterie.

Digestif.

502. Prenez de la térébenthine claire
& de l'onguent basilicon de chacun une
demi-once, du miel rosat deux gros,
de l'huile de millepertuis un gros &
un jaune d'œuf ; mêlez le tout ensemble
pour un digestif.

Cataplasme contre les Loupes.

503. Prenez six œufs frais, cassez-les
avec les coquilles dans une suffisante
quantité de bon vinaigre, battez le
tout, laissez reposer pendant un jour
pour que les coquilles ayent le temps
de se dissoudre ; levez ensuite la peau
qui se forme dessus, que vous rejeterez
comme inutile ; mettez le reste sur un

petit feu, jufqu'à ce qu'il ait acquis la confiftance de miel épais, étendez une partie de ce mélange fur des étoupes pour un cataplafme à appliquer chaudement fur les loupes, en les renouvelant tous les jours jufqu'à guérifon. Il faut avoir foin de bien manier la loupe auparavant pour l'échauffer & la ramollir.

Remède contre les Fleurs Blanches.

504. Prenez du lait de vache nouvellement trait une chopine, des fommités fleuries d'ortie blanche une poignée, de la cannelle concaffée un fcrupule; faites bouillir le tout à la réduction d'un bouillon, puis coulez pour une dofe contre les fleurs blanches à prendre le matin à jeun pendant neuf jours.

Cataplafme contre le Grumellement du Lait dans les Mammelles.

505. Prenez ce que vous voudrez de feneçon, faites-le bouillir dans du lait & appliquez-le en cataplafme contre le grumellement de lait dans les mammelles.

Cataplafme contre les Vers des Inteſtins.

506. Prenez des feuilles d'abſinthe une poignée, faites-les bouillir avec deux gouſſes d'ail dans du lait, en conſiſtance de cataplaſme, que vous appliquerez ſur le nombril contre les vers des inteſtins.

Gargariſme contre l'Inflammation des Amygdales.

507. Prenez des fleurs de paſſe-roſe appelées *bourdons* une demi-poignée, faites-les bouillir doucement dans trois ſetiers de lait réduits à une chopine, coulez enſuite la liqueur pour un gargariſme contre l'inflammation des amygdales.

Gargariſme contre les Aphtes ou petits Ulcères de la bouche.

508. Prenez ſix figues graſſes, faites-les bouillir dans une chopine de lait & un ſetier d'eau commune, que vous réduirez en tout à une chopine, pour un gargariſme contre les aphtes ou petits ulcères de la bouche.

Petit-Lait tempérant & apéritif.

509. Prenez des feuilles de bourrache, de buglose, de cresson de fontaine & de chicorée sauvage de chacune une poignée, pilez-les, & laissez macérer pendant vingt-quatre heures, mettez-les dans un alambic en versant dessus quatre pintes de petit-lait, distillez le tout au bain-marie jusqu'aux deux tiers de la liqueur, que vous conserverez pour l'usage. Ce petit-lait, qui est tempérant & apéritif, convient dans les chaleurs d'entrailles, dans les obstructions commençantes, & dans toutes les affections hypocondriaques ; la dose en est de trois grands gobelets par jour en le continuant pendant un mois & en se purgeant au milieu & à la fin.

Petit-Lait apéritif.

510. Prenez du petit-lait une chopine, faites-y infuser pendant la nuit une demi-poignée de feuilles de fumeterre, & un demi-gros de safran de mars apéritif, enveloppé dans un nouet de linge clair ; passez le tout le lendemain & faites-le tiédir pour une prise de petit-lait apéritif, convenable dans la galle, les dartres & les autres vices de la peau.

Lait

Lait Sinapisé.

511. Prenez une pinte de lait, que vous ferez bouillir ; ajoutez-y au premier bouillon trois cuillerées de moutarde récemment faite, laissez jeter quelques bouillons, passez ensuite la liqueur par un linge serré. Ce petit-lait sinapisé, qui est pour une dose, se prend trois ou quatre jours de suite, le matin à jeun, & le soir en se couchant. C'est un remède excellent contre la toux glaireuse, l'asthme humide & les embarras du poumon causés par l'épaississement de l'humeur bronchiale.

Décoction purgative contre l'Hydropisie.

512. Prenez de l'écorce intérieure du sureau, qui est verte, une poignée, faites-la bouillir dans une chopine d'eau & autant de lait de vache, réduisez le tout à moitié, passez ensuite la liqueur par un linge avec expression & partagez-la en trois doses pour une décoction purgative contre l'hydropisie ascite à donner d'heure en heure le matin à jeun, en supprimant la troisième, si les deux premières ont vidé suffisamment.

M

Remède contre la Goutte, la Colique né-
phrétique, & la Phthyſie commençante.

513. Prenez l'infuſion de thé ou de
véronique douze onces, du ſel ou du
ſucre de lait une demi-once ; mêlez le
tout & partagez-le en trois doſes à prendre tièdes dans la journée, à quatre
heures de diſtance l'une de l'autre, en
continuant pendant du temps, contre
la goutte, la colique néphrétique & la
phthyſie commençante.

Cataplaſme contre la Colique Scorbutique.

514. Prenez des fleurs de ſureau &
des feuilles de juſquiaſme de chacune
une poignée, faites-les cuire dans du lait
& appliquez-les en cataplaſme contre
la colique ſcorbutique.

Lavement Émollient.

515. Prenez des feuilles de mauve
une poignée, faites-les bouillir dans
deux livres d'eau commune, que vous
réduirez à la moitié ; paſſez enſuite le
tout par un linge & ajoutez une demi-
once de beurre pour un lavement émollient contre la pareſſe du ventre.

Liniment contre les Tumeurs & Ulcères fistuleux.

516. Prenez du beurre frais une livre, pilez-le, en y ajoutant autant de fleurs de digitale récente qu'il pourra s'y en incorporer. Exposez ensuite le tout au soleil pendant un mois dans un vaisseau bien bouché, cuisez-le selon l'art ; & après l'avoir exprimé, conservez cet onguent pour l'usage. On s'en sert très-utilement en liniment contre les tumeurs & les ulcères scrophuleux.

Onguent contre la Galle.

517. Prenez de la pulpe récente de racine de patience sauvage & de celle *d'enula campana* de chacune deux onces, du beurre frais quatre onces, des fleurs de soufre une once & demie, du sel commun trois gros ; faites du tout, suivant l'art, un onguent contre la galle.

Collyre tempérant & discussif contre l'Onglet & les Tayes de la Cornée.

518. Prenez de la tutie préparée une demi-once ; du corail rouge préparé, du camphre & du sucre candi de chacun dix-huit grains, du pompholix un gros, du vert-de-gris six grains ; mêlez le tout

M ij

avec deux onces de beurre de mai qui n'ait point été lavé, pour former un collyre tempérant & difcuffif contre l'onglet & les tayes de la cornée, dont on mettra dans l'œil la groffeur d'un pois rond le foir en fe couchant, ce qu'on continuera jufqu'à la guérifon.

Décoction Pectorale.

519. Prenez orge mondé une demi-once, régliffe ratiffée & pilée un gros & demi; faites bouillir dans trois livres d'eau commune jufqu'à la diminution de la troifième partie; fur la fin de l'ébullition, ajoutez jujubes & fébeftes de chacun douze; retirez le vaiffeau du feu & mettez-y fleurs de tuffilage & de coquelicot de chacune une pincée; laiffez macérer pendant quelque temps, & paffez la décoction pectorale que l'on fera boire par verrées au malade.

Décoction dans la difficulté d'Uriner.

520. Prenez racines de chiendent ratiffées & pilées une once, fébeftes n° 15, jujubes n° 20; faites bouillir dans quatre livres d'eau commune jufqu'à la diminution de la quatrième partie : paffez la liqueur & donnez-en de temps en temps au malade dans la difficulté d'uriner.

Looch, lorsque les Crachats sont supprimés dans la Péripneumonie.

521. Prenez huile d'amandes douces récemment exprimée une once & demie, sirop violat, miel vierge, jaunes d'œufs frais de chacun une demi-once; mêlez exactement, on en prendra une demi-once d'heure en heure, jusqu'à ce que les crachats reparoissent.

Looch pour les Parties qui sont attaquées d'Aphtes.

522. Prenez sirop de pavot blanc, crême de lait doux de chacune deux onces, deux jaunes d'œufs, eau distillée de roses deux onces; mêlez, on en tiendra continuellement dans la bouche une petite quantité.

Looch incrassant de Sydenham.

523. Prenez conserve de roses rouges, sirop violat, sirop de meconium de chacun une once, semence de pavot blanc trois gros, après les avoir broyés ensemble & passés à travers un tamis, ajoutez-y huile de muscade exprimée six grains, faites un looch.

M iij

Liniment contre les Hémorroïdes.

524. Prenez de la graisse de porc non salée ou du sain-doux une once, une coquille d'huître calcinée & réduite en poudre; mêlez le tout exactement pour former un liniment à appliquer sur les hémorroïdes gonflées & douloureuses, le soir en se couchant, ce qu'on répétera quelques jours de suite.

Liniment contre la Teigne.

525. Prenez des bayes de genièvre bien mûres telle quantité qu'il vous plaira, pilez-les & faites-les bouillir avec du sain-doux; passez ensuite le tout par un linge, avec expression, pour un liniment contre la teigne.

Liniment contre la Galle.

526. Prenez des fleurs de soufre une once, du sain-doux deux onces, le suc exprimé de deux limons & de l'huile rosat ce qu'il en faut; agitez le tout dans un mortier, pour faire un liniment contre la galle, auquel on peut ajouter six onces de pulpe de racines de patience sauvage, & deux onces de styrax liquide.

Pomade contre les Dartres rongeantes.

527. Prenez de la graisse de porc récente deux onces, du mercure précipité rouge deux gros ; mêlez-les & faites-en une pomade contre les dartres rongeantes, dont on fera l'onction sur la portion affectée le soir avant que le malade se mette au lit, en continuant pendant six jours.

Baume digestif d'Arcœus propre contre les Plaies de la tête.

528. Prenez élemy, térébenthine de sapin de chacune une once & demie, vieux suif de bouc fondu deux onces, graisse de porc vieille & fondue une once ; mêlez, faites selon l'art un liniment.

Bouillon Humectant & Rafraîchissant.

529. Prenez de la rouelle de veau une demi-livre, faites-la cuire dans trois chopines d'eau, que vous réduirez à deux bouillons ; ajoutez-y la dernière demi-heure des feuilles de pourpier, de poirée & de chicorée blanche de chacune une demi-poignée, & une laitue coupée en quatre ; passez ensuite le tout par un linge avec une légère expression, & partagez-le en deux bouillons humectans &

M iv

rafraîchiſſans, à prendre pendant neuf
jours, l'un le matin à jeun, & l'autre ſur
les cinq heures du ſoir.

Bouillon contre la Toux.

530. Prenez un mou de veau, de
petits navets une douzaine, des feuilles de chou rouge & de pulmonaire
de chacune deux poignées; faites bouillir le tout dans trois pintes d'eau, que
vous réduirez à quatre bouillons, coulez enſuite la liqueur & partagez-la
en quatre doſes, à prendre en deux
jours, l'une le matin à jeun, & l'autre
ſur les cinq heures du ſoir, en continuant
pendant quinze jours. Ce bouillon appaiſe
la toux & convient dans tous les cas où la
poitrine ſe trouve fatiguée de ſéroſités
âcres, qui s'y dépoſent.

Bouillon tempérant & apéritif.

531. Prenez des racines d'ozeille, de
fraiſier, de piſſenlit & chicorée ſauvage
lavées, ratiſſées, & coupées par morceaux de chacune une demi-once, faites-
les bouillir avec une demi-livre de
rouelle de veau dans trois chopines
d'eau, que vous réduirez à deux bouillons; ajoutez-y, la dernière demi-heure,
des feuilles de bourrache, de bugloſe,

de chicorée sauvage & d'aigremoine de chacune une demi-poignée, passez ensuite le tout par un linge avec une légère expression & partagez-le en deux bouillons tempérans & apéritifs à prendre pendant un mois, l'un le matin à jeun & l'autre sur les cinq heures du soir. On fera fondre dans chaque bouillon un gros de sel de Glauber.

Remède contre les Fluxions.

532. Prenez raisins de Damas, dont on ôtera les pepins & que l'on coupera par petits morceaux, quatre onces, faites bouillir dans quatre livres d'eau réduites à trois livres; on passera la liqueur ou la décoction pectorale : prenez de cette décoction & de l'eau de chaux de chacune parties égales; mêlez & donnez-en six onces deux ou trois fois le jour. C'est un remède efficace contre les fluxions.

Décoction contre les Fluxions, les Ulcères & les Écrouelles.

533. Prenez racines de salsepareille six onces, raisins de Corinthe huit onces, faites bouillir dans douze livres d'eau jusqu'à la diminution de la quatrième partie, éteignez dans la colature

une demi-livre de chaux vive; laiſſez repoſer la liqueur & verſez-la par incli-naiſon, lorſqu'elle eſt claire, gardez cette liqueur pour l'uſage; faites-en boire dans les fluxions, les ulcères des pou-mons & les écrouelles. On en donnera trois livres pour chaque doſe, trois ou quatre fois le jour.

Purgatif doux.

534. Prenez raiſins ſecs, dont on ôtera les pepins, deux onces, régliſſe ratiſſée & pilée un gros; faites bouillir dans trois livres d'eau commune rédui-tes à deux; ſur la fin ajoutez feuilles de ſéné quatre gros, faites macérer dans cette liqueur tiède pendant une ou deux heures. On en donnera la co-lature par verrées : c'eſt un doux pur-gatif, qui n'eſt pas déſagréable.

Pilules Émétiques dans la Fièvre inter-mittente.

535. Prenez tartre émétique cinq grains, mie de pain ſuffiſante quantité, faites cinq pilules émétiques pour une ſeule doſe, qu'on prendra dans de la bière chaude.

Pilules astringentes dans la Fibre-Lâche.

536. Prenez extrait de tormentille un gros, bistorte, poudre d'écorce de grenade de chacun un demi-gros, pierre hématique préparée un scrupule, sirop de myrrhe quantité suffisante ; mêlez, faites des pilules roboratives, dont le malade prendra une, trois ou quatre fois le jour, dans une once d'infusion de décoction ou de vin médicinal.

Pilules Résolutives, Stimulantes dans les maladies qui naissent du Glutineux Spontané.

537. Prenez du savon alkali, autrement dit de Starkey, un gros & demi, extrait de petite centaurée, de gomme galbanum de chacune un gros, sagapenum deux scrupules, huile distillée d'absinthe douze gouttes, écorce de Winter subtilement pulvérisée quantité suffisante, pour faire dix pilules chacune d'un scrupule ; on les enveloppera dans une feuille d'or. Le malade en prendra deux dans du vin, trois ou quatre fois par jour.

M vj

Pilules Balsamiques dans la Gonorrhée virulente.

538. Prenez térébenthine ordinaire une once, rhubarbe une demi-once, réglisse sèche quantité suffisante pour faire des pilules de quatre grains chacune. Le malade en prendra une d'heure en heure.

Pilules Narcotiques.

539. Prenez opium deux grains, faites trois pilules: on en donnera une pour une dose, une heure après; si cette première n'a rien fait, on fera prendre la seconde, & enfin la troisième de la même façon.

Remède éprouvé dans la Pleurésie & la Squinancie.

540. Prenez de la poudre de dents de sanglier deux scrupules, de l'huile d'amandes douces une once, du sucre candi deux gros; mêlez le tout pour une potion.

Poudre anti-Pleurétique.

541. Prenez des fleurs de soufre deux onces, de la dent de sanglier & de la mâchoire de brochet de chacune une once, des fleurs de coquelicot une demi-once; pulvérisez le tout & mêlez exactement. La dose de cette poudre anti-

pleurétique eft d'un demi-gros à deux fcrupules, répétée deux fois le jour.

Liniment contre l'Atrophie.

542. Prenez de la graiffe humaine une once, de l'huile de laurier une demi-once, de l'euphorbe un fcrupule, de l'alun de plume diffout dans l'efprit de vin une demi-once, de l'huile effentielle de genièvre & de l'huile de pétrole de chacune un gros; mêlez le tout pour un liniment contre l'atrophie.

Poudre contre les Chutes.

543. Prenez de la mumie vingt-quatre grains, du fuc de fuccin & de celui de corne de cerf, de chacune trois grains; mêlez le tout pour une poudre contre les chutes.

Autre Poudre contre les Chutes.

544. Prenez de la mumie, de la terre figillée & du fang de dragon de chacun une once, blanc de baleine un gros, rhubarbe trois gros; pulvérifez-le exactement. La dofe en eft d'un gros après une faignée préalablement faite.

Poudre contre les maladies Convulsives des Enfans.

545. Prenez du crâne humain & de la racine de pivoine mâle de chacun un scrupule, du cinabre naturel deux scrupules, de l'huile essentielle de noix muscade 4 gouttes; mêlez le tout, faites une poudre propre contre les maladies convulsives des enfans, dont la dose sera de huit à seize grains, & d'un demi-gros pour un adulte.

Liniment contre la Paralysie & les Tumeurs œdémateuses.

546. Prenez de la graisse humaine & de la graisse de serpent dissoutes dans l'eau de cannelle, de chacune trois onces, des racines de pyrèthre & de gingembre pulvérisées de chacune deux gros, du camphre un gros, ajoutez-y une suffisante quantité de noix muscade, pour faire un liniment contre la paralysie & les tumeurs œdémateuses, dont on fera, matin & soir, une onction sur la partie affectée.

Onguent pour la guérison des Plaies.

547. Prenez de l'usnée de crâne humain deux onces, de la mumie une de-

mi-once, de l'huile rofat & du bol d'Arménie de chacun une once, de l'huile
de lin un gros ; mêlez le tout pour faire
un onguent eſtimé pour la guériſon des
plaies.

Apoʒème anti-Scorbutique.

548. Prenez des racines de raifort fauvage, ou, à leur défaut, de celles d'au-
nées ratiſſées & coupées par tranches,
une once, racine de pyrèthre concaſſée
un demi-gros, faites bouillir ces racines
dans trois chopines d'eau commune, que
vous réduirez à une pinte ; prenez enſuite des feuilles de cochlearia, de be-
cabunga, de tréfle d'eau, de creſſon de
fontaine de chacune une demi-poignée,
ou une poignée de chaque eſpèce, ſi
l'on n'en met que deux ; pilez-les enſemble un moment dans un mortier de
marbre ou de bois, & jetez-les enſuite
dans la décoction ci-deſſus en la retirant
du feu, & la couvrant bien juſqu'à ce
qu'elle ſoit preſque refroidie ; coulez-le
tout avec une légère expreſſion & ajoutez à la colature du ſirop d'abſinthe
une once. La doſe eſt de quatre verres
par jour, un peu dégourdis.

Apozème Solutif ou Laxatif.

549. Prenez des racines de chicorée sauvage, de patience sauvage, des polypodes de chêne, ratissées & coupées par tranches, de chacune demi-once, feuilles d'aigremoine, de chicorée sauvage de chacune une demi-poignée, faites bouillir le tout dans trois chopines d'eau, que vous réduirez à une pinte; retirez la cruche du feu, & faites-y infuser chaudement pendant quatre heures, du séné mondé une once, du sel de Glauber une demi-once, de la semence d'anis un demi-gros; passez la liqueur par un linge avec une légère expression, & ajoutez à la colature du sirop de fleurs de pêcher deux onces, partagez le tout en six verres à prendre tièdes en deux jours, trois dans chaque matinée, de deux heures en deux heures & un bouillon léger entre chaque verre; que s'il purge abondamment, on se contentera de deux verres & on le prendra en trois jours. On peut, si l'on veut, réduire toutes les doses à la moitié & en faire une espèce de tisane royale laxative pour se purger en un seul matin en trois verres.

Apozème apéritif & purgatif contre l'Hy-
dropisie.

550. Prenez des racines de patience
sauvage, de chardon Roland, d'arrête-
bœuf de chacune une demi-once , de
celle d'aunée deux gros; coupez le tout
par morceaux, après l'avoir ratissé, &
faites - le bouillir dans trois chopines
d'eau que vous réduirez à une pinte ;
ajoutez, la dernière demi-heure, des feuilles d'aigremoine, de chicorée sauvage,
de cerfeuil de chacune une poignée ;
passez ensuite la liqueur par un linge
avec une légère expression & dissolvez-y
de l'*arcanum duplicatum* deux gros , de
la poudre de jalap un gros, du sirop
de nerprun une once & demie. La dose
est d'un verre tiède trois fois le jour,
deux le matin & un l'après-dîner, en
suspendant le dernier , si l'évacuation
est suffisante, & en prenant un léger potage par-dessus chaque prise.

Apozème Fébrifuge Laxatif.

551. Prenez des feuilles de bourrache , de buglose , de chicorée sauvage
lavée & coupée de chacune une poignée,
du quinquina grossièrement pulvérisé
une once , des follicules de séné trois

gros, du sel de Glauber deux gros; faites bouillir le tout dans trois chopines d'eau commune, que vous réduirez à une pinte; paffez enfuite la liqueur avec expreffion & ajoutez-y du firop de fleurs de pêcher ou de celui de chicorée compofé de rhubarbe une once & demie: la dofe eft d'un verre tiède de quatre heures en quatre heures dans l'intermiffion des accès, ou de trois heures fi l'intermiffion eft moindre.

Opiat pour faire revenir les Règles, contre la Cachexie, la Jauniffe l'Hydropifie, les Obftructions & toutes les Maladies qui dépendent de l'Épaiffiffement du Sang & du Relâchement des Fibres.

552. Prenez abfinthe sèche & en poudre une demi-once, fafran de mars préparé à la rofée de mai, trois gros, gomme ammoniaque un gros, fafran un fcrupule, firop d'abfinthe ou de menthe fuffifante quantité; mêlez, faites un opiat: la dofe eft d'un demi-gros deux fois le jour, en obfervant les conditions requifes.

Remède contre les Coliques Venteuses, le Dégoût, la difficulté de Digérer, la Foiblesse & le Froid de l'Estomac, le Flux de Ventre.

553. Prenez teinture d'absinthe deux onces, esprit carminatif de Sylvius une demi-once, sirop de menthe une once; mêlez, on en donnera une cuillerée dans les maladies susdites.

Vin Purgatif.

554. Prenez vin d'absinthe douze onces, pulpe de coloquinte coupée par petits morceaux, un demi-gros; macérez pendant vingt-quatre heures; passez, c'est un vin purgatif, qui dissout & évacue le phlegme épais & visqueux attaché aux parois de l'estomac & des intestins, & qui lève les obstructions : on en donne quatre onces tous les jours le matin à jeun.

Emplâtre contre les Vers.

555. Prenez huile essentielle d'absinthe huit gouttes, aloës en poudre deux gros, fiel de bœuf suffisante quantité; mêlez, faites un emplâtre contre les vers, qu'on étendra sur du chamois & qu'on appliquera sur la région ombilicale.

Potion contre le Dévoiement.

556. Prenez des eaux de plantain &
de renouée de chacune deux onces, bol
d'Arménie, terre sigillée, thériaque &
diascordium de chacune un demi-gros,
sirop de coing une once ; mêlez le tout
pour une potion à prendre par cuillerées d'heure en heure dans les dévoiemens qui viennent du relâchement
des fibres des intestins & dans les su-
perpurgations.

Autre.

557. Prenez du catholicon double une
demi-once, de la manne une once &
demie, dissolvez l'un & l'autre dans
quatre onces d'eau de plantain, pour une
potion à donner dans les dévoiemens.

Opiat à prendre sur la fin des Dyssenteries.

558. Prenez de la conserve de roses
& du diascordium de chacun une demi-
once, des semences de plantain pilées
deux gros, du corail rouge préparé & de
la rhubarbe torréfiée de chacun un gros,
de la poudre d'hypecacuana 18 grains ;
mêlez le tout, avec une suffisante quantité de sirop de diacode, pour un opiat,
dont la dose sera d'un gros à un gros

& demi, le soir en se couchant, à prendre
dans du pain à chanter sur la fin des
dyssenteries.

Collyre contre l'Inflammation des Yeux.

559. Prenez de l'eau de roses & de
plantain de chacune trois onces, faites-y
dissoudre des trochisques blancs de rhasis
un demi-gros, du sucre de Saturne vingt
grains, pour un collyre rafraîchissant
contre l'inflammation des yeux commençante.

Gargarisme contre la Squinancie.

560. Prenez des eaux de plantain,
de fray de grenouilles, de roses & du
suc de grande joubarbe de chacun deux
onces, du nitre purifié un gros, du
sirop de roses sèches une once; mêlez le tout pour un gargarisme dans la
squinancie.

Pilules contre les Catarres qui viennent d'une cause froide.

561. Prenez labdanum pur un gros,
noix muscade un demi-gros, cardamome
un scrupule, mastic huit grains, jalap
en poudre un scrupule, huile de cannelle
six gouttes, sirop de stæchas suffisante
quantité; faites une masse de pilules,

dont la dose est de quinze ou vingt grains, que l'on prendra à l'heure du sommeil, contre les catarres, qui viennent d'une cause froide.

Bol contre la foiblesse de l'Estomac & la Dyssenterie.

562. Prenez labdanum très-pur un gros, corail rouge préparé un scrupule, gelée de coings deux gros; mêlez, faites un bol contre la foiblesse de l'estomac & la dyssenterie.

Bol pour empêcher la Contagion de l'Air corrompu.

563. Prenez labdanum une demi-once, storax calamite trois gros, benjoin deux gros, bois d'aloës, cannelle, santal, citron de chacun deux scrupules, cloux de gérofle, marum, lavande, écorce de citron de chacun un demi-gros, camphre un scrupule, storax liquide une suffisante quantité; mêlez, faites une masse dans un mortier chaud, en ajoutant, si l'on veut, une très-petite quantité d'ambre & de musc. On fera une boule avec cette masse, que l'on portera dans les mains, ou que l'on pendra au col pour empêcher la contagion de l'air corrompu.

Bouillon contre les Hémorragies.

564. Prenez de la racine de guimauve une demi-once, des feuilles de plantain, de millefeuille, de bourse à pasteur & de bourrache de chacune une demi-poignée, des roses rouges une demi-pincée; faites cuire le tout avec un poulet dans une pinte d'eau que vous réduirez à deux bouillons, passez ensuite par un linge avec une légère expression, & partagez en deux prises à prendre, l'une le matin à jeun, & l'autre sur les cinq heures du soir. On dissoudra dans chaque bouillon, avant de le donner, du bol d'Arménie & de la terre sigillée de chacun un demi-gros, pour un bouillon convenable dans les hémorragies.

Remède de Simon Pauli, contre la Jaunisse.

565. Prenez de la conserve de mélisse une once, de celles de bourrache & de buglose de chacune une demi-once, confection alkermès un gros; mêlez le tout avec une suffisante quantité de sirop des cinq racines apéritives, pour prendre à la dose d'un gros & demi soir & matin.

Eau de Mélisse composée.

566. Prenez des feuilles récentes de mélisse quatre onces, de la noix muscade & de la coriandre de chacune une once, des cloux de gérofle, de la cannelle & de la racine d'angélique de chacune demi-once; pilez tout ce qui se doit piler, & faites macérer pendant trois jours dans deux livres d'esprit de vin rectifié & une livre d'eau de mélisse simple; distillez ensuite le tout au bain-marie jusqu'à siccité.

Remède contre les Catarres & la Difficulté de l'Ouïe.

567. Prenez grains de mastic choisi, broyez-les dans les dents comme de la salive, pour exciter la salivation dans les catarres & les difficultés de l'ouïe.

Liqueur contre la Diarrhée.

568. Prenez mastic une demi-once, faites cuire dans trois livres d'eau jusqu'à la diminution du tiers; donnez cette liqueur dans la diarrhée pour boisson ordinaire.

Bol contre les Toux violentes & les Catarres.

569. Prenez vieille conserve de roses un gros, mastic choisi un demi-gros, diacode

diacode suffisante quantité ; mêlez, faites un bol contre les toux violentes &
les catarres.

Pilules contre le Catarre.

570. Prenez mastic un demi-gros,
jalap en poudre dix grains ; élixir de
propriété ou baume de Pérou suffisante
quantité ; faites des pilules que l'on fera
prendre le soir contre le catarre.

*Or potable végétal de Wenckh, pour
guérir la Goutte & les Catarres, pour
fortifier l'Estomac, pour aider la Digestion & pour dissiper les Vents & les
Rots, pour appaiser les Vomissemens
opiniâtres, pour exciter les Urines,
chasser les Calculs ; enfin, pour aider
toutes les fonctions du corps, en rétablis-
sant le ton des Fibres & adoucissant l'A-
crimonie des Sels.*

571. Prenez bois de lentisque coupé
en petits morceaux cinq onces, eau
commune six livres, faites macérer
pendant trois ou quatre jours dans un
vaisseau fermé : on en donnera la colature pour boisson ordinaire ; ou
Prenez bois de lentisque cinq onces,
eau commune six livres, macérez pen-

N

dant trois jours, enſuite faites bouillir doucement juſqu'à la diminution d'un
tiers : on donnera huit onces de cette décoction le matin à jeun & le ſoir en ſe
couchant.

Cette décoction affermit en outre les
dents chancelantes & reſſerre les gencives.

Poudre contre les Coliques venteuſes & les Flatuoſités de l'Eſtomac.

572. Prenez de la membrane intérieure de l'eſtomac de chapon déſſé-
chée quatre onces, de la noix muſcade, du macis, des ſemences de coriandre, d'anis & de fenouil, de chacun
trois gros, des feuilles de menthe un
gros, de la régliſſe deux gros, du ſucre roſat deux onces ; pulvériſez le
tout & mêlez-le enſemble pour former
une poudre convenable dans les coliques venteuſes & les flatuoſités de l'eſtomac. La doſe eſt d'un gros dans un
petit verre de vin après le repas.

Potion contre les Contuſions, les Plaies & les Bleſſures internes.

573. Prenez des feuilles de véronique, de bugle, de ſanicle & de pyrole
de chacune une poignée ; faites bouil-

lir le tout dans trois chopines d'eau
réduites à une pinte, coulez ensuite
la liqueur, & ajoutez-y de l'*album græcum* en poudre un gros, pour une potion vulnéraire, à la dose de trois verres tièdes par jour, dans les contusions,
les plaies & les blessures internes.

*Cataplasme pour appliquer autour de la
Gorge dans la Squinancie.*

575. Prenez du nid d'hyrondelle
quatre onces, de l'album græcum & de
l'oreille de Judas de chacun une once,
du baume tranquille une demi-once;
pilez le tout dans un mortier, en y
ajoutant une suffisante quantité de vinaigre, pour former un cataplasme à
appliquer autour de la gorge dans la
squinancie.

*Bouillon contre les Embarras du Foye,
de la Ratte, dans les Affections hypocondriaques & les Maladies de la Peau.*

576. Prenez des racines de polypode
de chêne ratissées & concassées une once, des racines de patience sauvage une
demi-once, de celles de grande chélidoine deux gros; faites bouillir le tout
avec une demi-livre de collet de mouton
dans trois chopines d'eau, que vous

réduirez à deux bouillons ; ajoutez-y , la dernière demi-heure , des feuilles de fcolopendre , de cerfeuil & de chicorée amère de chacune une poignée ; paffez enfuite le tout avec une légère expreffion & partagez-le en deux bouillons à prendre pendant quinze jours , l'un le matin à jeun , & l'autre fur les cinq heures du foir. On fera fondre dans chaque bouillon un demi - gros d'*arcanum duplicatum* & un fcrupule de tartre martial foluble.

Apozème folutif propre dans la Cachexie , la Jauniffe & les Levains des premières Voies.

576. Prenez de la racine de polipode de chêne & de la cufcute , de chacune une poignée ; faites-les bouillir dans deux livres d'eau jufqu'à la diminution du tiers , enfuite ajoutez-y du féné mondé une once , de la crème de tartre deux gros , de l'anis un gros ; faites bouillir un peu le tout de nouveau & paffez enfuite la liqueur avec une légère expreffion ; ajoutez-y une once de firop de pommes fimple , pour un apozème folutif convenable dans les maladies fufdites.

Décoction Pectorale.

577. Prenez riz mondé & lavé une demi-once, figues grasses, dattes, dont on aura ôté les noyaux de chacune six, jujubes, sebestes de chacune douze, raisins secs, dont on aura ôté les pepins six gros, feuilles de pulmonaire & de capillaire de chacune une poignée, feuilles de tussilage & de coquelicot de chacune une pincée, réglisse séchée, ratissée & pilée un gros & demi : faites bouillir dans six livres d'eau commune jusqu'à la diminution de la troisième partie : passez cette décoction pectorale.

Liqueur pour aider l'Éruption de la petite Vérole & de la Rougeole.

578. Prenez rapure de corne de cerf une demi-once, figues grasses n° 6, graines d'ancholie & de fenouil de chacune deux gros ; faites une décoction selon l'art dans une suffisante quantité d'eau : on donnera cette liqueur chaude par verrées, pour aider l'éruption de la petite vérole & de la rougeole.

Trochisques, où entre l'opium, convenables dans l'Abscès ouvert du poumon.

579. Prenez du suc de réglisse, fleurs de soufre de chacun deux gros,

oliban deux fcrupules, opium pur un fcrupule, baume de copahu fuffifante quantité; on mêlera le tout également & on en fera des trochifques calmans n° XL. Le malade en prendra deux tous les foirs avant de s'endormir.

Trochifques fublinguaux pour fe garantir de la Contagion.

580. Prenez thériaque d'Andromaque deux gros, myrrhe choifie un gros, huile diftillée d'écorce de citron, douze gouttes, fucre de citron récent une demi-once, poudre d'écorce d'orange fuffifante quantité; pour faire felon l'art des trochifques chacun d'un demi-fcrupule. On en avalera un le matin, lorfqu'on voudra fortir, & on en tiendra un autre fous la langue.

Décoction blanche aftringente, pour modérer les Dévoiemens, arrêter les Évacuations, adoucir & calmer les Coliques qui les accompagnent ordinairement.

581. Prenez de la raclure de corne de cerf une once, de la mie de pain blanc froiffée deux onces, de la racine de grande confoude lavée une demi-once; faites bouillir le tout dans trois pintes d'eau, que vous réduirez à la

moitié, paffez enfuite la liqueur fans expreffion, & ajoutez à la colature du firop de coings une once & demie; le tout pour boiffon ordinaire, dans les maladies fufdites.

Décoction pectorale contre la Toux, l'Op-preffion de Poitrine & la Phthyfie commençante.

582. Prenez huit gros limaçons ordinaires de vigne ou de jardin, écrafez-les un peu & jetez-les dans trois eaux chaudes différentes pour leur faire jeter leur gourme & les bien dégorger; faites-les bouillir enfuite dans une pinte d'eau jufqu'à la confomption des deux tiers; paffez le tout avec expreffion : coupez enfuite cette eau avec pareille quantité de lait de vache pour partager en deux dofes à prendre tièdes, une le matin à jeun, & l'autre fur les cinq heures du foir.

Décoction contre les Diabètes.

583. Prenez du cachou préparé deux fcrupules, faites-le bouillir dans trois fetiers d'eau commune, que vous réduirez à une chopine ; coulez la liqueur, pour une décoction à prendre tiède dans

N iv

la journée entre les repas, en continuant pendant quelque tems.

Décoction contre les Fleurs Blanches & les Hémorragies de la matrice.

584. Prenez du lait de vache nouvellement trait une chopine, des fommités fleuries d'ortie blanche une poignée, de la cannelle concaffée un fcrupule ; faites bouillir le tout légèrement à la confomption d'un bouillon. Coulez pour une dofe à prendre le matin à jeun pendant neuf jours.

Poudre contre-Vers.

585. Prenez corne de cerf philofophiquement préparée, racine de fougère de chacune deux gros, coraline, graines de fantoline, d'eupatoire de mefué, de tanaifie de chacune un gros, myrrhe choifie, bois d'aloës, fleurs de foufre de chacun un demi-gros, nitre purifié trois gros ; mêlez, faites une poudre felon l'art, dont on prendra un gros ou un gros & demi dans de l'eau de chiendent ou de pourpier le matin à jeun.

Potion contre le Crachement de Sang.

586. Prenez fuc de pied de lion & de plantain de chacun quatre gros, co-

rail rouge préparé, antihectique de Poterius, de chacun un scrupule, sirop de grande consoude une once; faites une potion à prendre par cuillerées dans le crachement de sang.

Opiat contre le Crachement de Sang & les Hémorragies de matrice.

587. Prenez feuilles de pied de lion & de pervenche sèches & en poudre de chacune un gros, racines de grande consoude en poudre deux gros, corail rouge, bol d'Arménie & terre sigillée préparée de chacun un scrupule, conserve de roses une demi-once, sirop de Grenade suffisante quantité; mêlez, faites un opiat, dont la dose est de deux gros matin & soir, ou même plus souvent, contre le crachement de sang & les hémorragies de la matrice.

Poudre contre les Fleurs Blanches.

588. Prenez des feuilles de menthe, de la mumie, du corail rouge préparé, du karabé & des semences d'Agnus castus de chacun un gros; faites du tout une poudre à prendre à la dose d'un gros, le matin à jeun, en buvant par-dessus une ou deux tasses d'infusion d'ortie blanche.

N v

Opiat Vermifuge.

589. Prenez de l'écorce de mûrier, de la racine de fougère femelle, des fommités de tanaifie & de la coraline de chacune un demi-gros, de l'éthiops minéral deux gros; mêlez le tout après l'avoir pulvérifé, & incorporez-le avec le firop d'abfinthe pour former un opiat vermifuge, dont la dofe fera d'un fcrupule à deux, le matin à jeun, pendant quelque temps.

Remède contre la Chute du Fondement, de la Matrice, & dans le Relâchement du Vagin.

590. Prenez des bayes de myrthe, de l'écorce de grenade, des noix de cyprès & de l'alun de roche de chacun une once; concaffez le tout & mettez-le infufer fur les cendres chaudes pendant la nuit dans une pinte de bon vin rouge, ou d'eau de forgeron, faites-le bouillir enfuite jufqu'à la diminution du quart; paffez la liqueur avec expreffion, & gardez-la pour l'ufage. On en baffine la partie relâchée, matin & foir, pendant quelque temps.

Poudre pour faire des Fumigations dans les Catarres & le Coryza.

591. Prenez fangdarac trois gros, maftic un gros, benjoin un demi-gros, fuccin rapé deux gros ; mêlez, faites une poudre pour faire des fumigations dans les catarres & le coryza.

Looch pour déterger & confolider les Ulcères du Poumon, & pour faire cracher dans l'Afthme humide.

592. Prenez du poumon de renard préparé, du fuc de régliffe, des feuilles de capillaire, des femences de fenouil & d'anis de chacun un gros ; pulvérifez ce qui doit l'être, & mêlez le tout fuivant l'art avec deux parties de fucre fondues dans une partie d'eau de pimprenelle, pour faire un looch propre pour déterger & confolider les ulcères du poumon, & pour faire cracher dans l'afthme humide.

Liniment contre le Rachitis, l'Atrophie & les Rhumatifmes.

593. Prenez de l'huile ou de la graiffe de renard & du *caftoreum* de chacun deux gros, de l'huile de laurier, de romarin & de fuccin de chacune un demi-

N vj

gros ; faites fondre le tout mêlé enfemble à une douce chaleur, pour former
un liniment, dont on frottera l'épine du
dos dans le rachitis, l'atrophie & les
parties attaquées de rhumatifmes.

Cucuphe pour fortifier le Cerveau , contre les Catarres, la Paralyfie & l'Apoplexie Séreufe.

594. Prenez de la racine d'angélique
une once , des feuilles de marjolaine,
de fauge, feuilles & fleurs de romarin,
des fommités de ferpolet de chacune
une demi-poignée , de la femence de
nielle romaine trois gros, des cloux de
gérofle, du maftic & du ftyrax calamite
de chacun un gros; on pulvérife le tout
groffièrement , & on le mêlera enfemble , puis on répandra la poudre dans
du coton qu'on enveloppera de toile &
de taffetas, pour en former un bonnet,
que l'on piquera par petits carrés pour
tenir la poudre en état. Ce bonnet piqué, ou cucuphe, eft propre pour fortifier le cerveau, contre les catarres, la
paralyfie & l'apoplexie féreufe.

Julep contre la Colique Venteufe.

595. Prenez décoction de camomille
fix onces, firop de menthe une once,

efprit carminatif de Silvius une demi-
once ; mêlez, faites un julep que l'on
prendra dans la colique venteuse.

Liniment contre la Néphrétique.

596. Prenez feuilles de mauve, de
guimauve, de violette, fleurs de camomille, de mélilot, d'origan de chacune une poignée, femences de fenouil
deux pincées ; faites une décoction, dans
chaque livre de laquelle vous ferez
diffoudre diaphénic ou bénédicte laxative une once, miel romain une once
& demie ; faites un lavement pour diffiper les vents dans les coliques. On
peut ajouter une demi-once de térébenthine délayée avec un jaune d'œuf &
deux onces d'huile de camomille, pour
faire un liniment contre la néphrétique.

Bol Purgatif.

597. Prenez myrobolans citrins en
poudre un gros, rhubarbe en poudre
un demi-gros, firop de chicorée compofé fuffifante quantité ; mêlez, faites un
bol pour purger dans le flux de ventre.

Bol aftringent contre le Flux de ventre.

598. Prenez myrobolans citrins rô-
tis & pulvérifés un gros, noix mufcade

un demi-gros, laudanum un demi-grain, conferve de rofes rouges fuffifante quantité ; mêlez, faites un bol aftringent contre le flux de ventre.

Potion purgative dans le Flux de Ventre.

599 Prenez des cinq myrobolans concaffés groffièrement de chacun un gros, rhubarbe un gros, macérez dans fix livres d'eau chaude pendant fix heures ; paffez, ajoutez firop de rofes pâles une once ; faites une potion purgative dans le flux de ventre.

Boiſſons contre le Flux de Ventre & les Hémorragies.

600. Prenez des cinq myrobolans pulvérifés groffièrement de chacun 2 onces, rofes rouges trois gros, macérez dans deux livres d'eau commune fur la cendre chaude ; paffez, ajoutez firop d'épine-vinette ou de grenade une once, faites boire au malade par verrées pour le flux de ventre & les hémorragies.

Collyre contre l'Ophtalmie commençante.

601. Prenez myrobolans citrins concaffés deux gros, macérez dans de l'eau de rofes & de plantain de chacune trois

onces; paffez, faites un collyre contre l'ophtalmie commençante.

Tablettes Anthelmentiques pour détruire les Vers.

602. Prenez conferve d'abfinthe ordinaire, femences contre les vers, de tanaifie de chacune deux gros, éthiops minéral trois gros, réfine de jalap un gros & demi, fucre très-blanc diffout dans une infufion de tanaifie, cinq onces; mêlez, faites felon l'art des tablettes, chacune d'une demi-once : on en prendra une le matin & une autre le foir, lorfque l'eftomac fera vide.

Tablettes Purgatives.

603. Prenez poudre de racines de jalap trois gros, bonne fcammonée deux gros, antimoine diaphorétique une demi-once, jaune d'écorce de citron récent trois gros, fucre très-blanc diffout dans l'eau de rofes huit onces ; mêlez, faites felon l'art une confection pour des tablettes; la dofe eft depuis trois gros jufqu'à cinq pour les adultes, & depuis un demi-gros jufqu'à un gros pour les enfans.

Tablettes anti-Acides.

604. Prenez nacres de perles préparées, craie très-blanche préparée de
chacune deux gros, racines de gingembre confites trois gros, cannelle grossièrement broyée un gros, sucre très-blanc
dissout dans l'eau pure suffisante quantité
pour faire selon l'art des tablettes an-
ti-acides, dont on prendra une ou deux
suivant le besoin.

Tablettes Stomachiques, Carminatives dans les Maladies d'estomac qui vien-nent de causes froides.

605. Prenez conserve de menthe trois
gros, noix muscade confite dans l'Inde,
écorces de Winter, d'orange, de chacune
deux gros, du macis un gros; mêlez,
faites avec le sucre très-blanc, dissout
dans de l'eau de roses quantité suffisante,
des tablettes qu'il faudra enduire d'huile
distillée d'écorce de citron; on les mettra dans une petite boîte. On en prendra
une avant & après le repas.

Tisane Sudorifique.

606. Prenez des bois de buis, de ge-
nevrier de chacun une once & demie,
de la rapure de bois de gayac six gros,

du faffafras trois gros, de l'anis un gros, concaffez les bois par petits morceaux, & verfez fur le tout quatre pintes d'eau bouillante, le laiffant infufer trente heures fur les cendres chaudes dans un vaiffeau lutté exactement avec de la pâte; paffez enfuite la liqueur refroidie, & gardez-la en un lieu frais dans des bouteilles bien bouchées. La dofe eft de deux à trois verres tièdes par jour, à prendre un le matin une heure avant de fe lever, l'autre fur les cinq heures du foir, & le troifième en fe couchant.

Tifane Sudorifique & Laxative.

607. Ajoutez à la tifane fudorifique ci-deffus après vingt-quatre heures d'infufion, du féné mondé une once, de la poudre de jalap un gros & demi, du fel de Glauber une demi-once, & après avoir lutté de nouveau le vaiffeau, laiffez infufer le tout chaudement pendant douze heures, paffez enfuite la liqueur refroidie, & gardez-la en un lieu frais dans des bouteilles bien bouchées. La dofe eft de deux verres tièdes dans la matinée, un avant de fe lever, comme dans la précédente, & le deuxième trois heures après: fi l'on n'eft pas fatigué par trop d'évacuation, on peut en pren-

dre un troisième sur les cinq heures du soir.

Tisane contre les Vers.

608. Prenez du mercure cru enfermé dans un nouet quatre onces, des racines de fougère mâle, de raifort sauvage mondées & coupées par tranches de chacune une once; faites bouillir le tout dans deux pintes d'eau, que vous réduirez à trois chopines. La dose est de quatre verres tièdes, dans la journée.

Onguent excellent contre les Brûlures,

609. Prenez de la cire jaune & de l'onguent *populeum* de chacun quatre onces, de l'huile de noix huit onces, faites fondre la cire, & ajoutez-y ensuite l'onguent *populeum*, en remuant bien jusqu'à ce que le tout soit mêlé, puis versez l'huile, pour former un onguent excellent pour la brûlure.

Liniment pour calmer les Douleurs des Hémorroïdes externes.

610. Prenez de l'onguent populeum une once, de l'huile d'olive & du baume tranquille de chacun une demi-once, de la teinture anodine vingt gouttes; mêlez le tout pour un liniment

propre à calmer les douleurs des hé-morroïdes externes; ou

Prenez de l'onguent *populeum* deux onces, de l'encens mâle pulvérisé un gros & demi, de la poudre de coquilles d'huîtres autant que vous en pourrez incorporer avec l'onguent ci-deſſus.

Remède pour exciter les Urines, chaſſer le Sable & les Graviers qui ſont dans les Reins & la Veſſie.

611. Prenez racines de perſil, d'aſperges de chacune deux onces, verge d'or deux poignées, nitre purifié deux gros, faites bouillir dans vingt-quatre pintes d'eau commune réduites à dix-huit, pilez dans la colature vingt bayes d'alkekenge & 200 cloportes vivans, verſez-y dix-huit onces de vin blanc. Le malade après avoir fait les remèdes convenables, prendra cette liqueur de trois heures en trois heures pour exciter les urines, chaſſer le ſable & les graviers qui ſont dans les reins & la veſſie.

Bol contre la Colique Néphrétique.

612. Prenez yeux d'écreviſſe un ſcrupule, poudre de cloportes douze grains, extrait d'alkekenge une demi-once; mê-

lez, faites un bol pour la colique néphrétique.

Opiat Vermifuge.

613. Prenez des fommités de fantoline, de tanaifie, de la coraline & de
l'étiops minéral de chacun un gros ;
incorporez le tout avec le firop d'abfinthe pour former un opiat vermifuge, dont la dofe fera d'un à deux
fcrupules, le matin à jeun, enveloppés
dans du pain à chanter, en continuant
pendant quelque temps.

Pilules contre la Paralyfie.

614. Prenez ivette, bétoine, ftæchas,
fleurs de romarin de chacun un gros,
turbith un gros & demi, agaric deux
gros, coloquinte un demi-gros, gingembre, fel gemme de chacun dix grains,
rhubarbe un gros & demi, fpicnard fept
grains, poudre d'hière fimple une demi-
once, diagrède un gros; pilez ces drogues
toutes enfemble dans un mortier avec du
fuc d'yvette, & faites une maffe pour faire
des pilules, dont il en faudra neuf pour
faire le poids d'un gros. Si ceux qui font
attaqués de paralyfie, prennent tous les
jours trois de ces pilules en fe couchant,
ils en recevront un fecours merveilleux.

Liniment contre les Hémorroïdes.

615. Prenez de la cendre de liége telle quantité que vous voudrez ; incorporez-la avec une suffisante quantité de beurre frais, ou d'huile d'amandes douces, pour faire un liniment sur les hémorroïdes, le soir en se couchant. Ce qui sera continué pendant quelques jours.

Potion contre la Pleurésie.

616. Prenez du sang de bouquetin pulvérisé un gros, délayez-le dans un petit gobelet de vin rouge tiède pour une potion à prendre dans la pleurésie après une ou deux saignées préliminaires.

Bol contre la Pleurésie.

617. Prenez du sang de bouquetin préparé & mis en poudre un demi-gros, du sel de chardon bénit & du sel volatil huileux de Silvius, de chacun dix grains, du besoard minéral, huit grains, incorporez le tout avec un demi-gros de confection alkermès pour former un bol à donner au malade, enveloppé dans du pain à chanter, en avalant par dessus un verre de tisane de scorsonere dans la pleurésie.

Pomade pour enlever les Croûtes du nez
& pour guérir les Fiſſures des lèvres &
des mammelles.

618. Prenez de la graiſſe de l'épiploon
d'un bouc quatre onces, du jus de ces
raiſins noirs appelés marroquins, exprimés avant leur maturité trois onces, de
la cire jaune une demi-once ; mêlez le
tout, la cire étant préalablement fondue
avec la graiſſe qui aura auſſi été bien
lavée, & gardez cette pomade, qui eſt
bonne pour enlever les croûtes du nez
& pour guérir les fiſſures des lèvres &
des mammelles.

Poudre contre les Crachemens de Sang.

619. Prenez ſang de dragon, corail
rouge de chacun un gros ; mêlez, faites
une poudre que l'on partagera en ſix
priſes, dont on en donnera une de quatre
heures en quatre heures, ou de ſix en
ſix, dans les crachemens de ſang ou les
hémorragies.

Électuaire dans les grandes Hémorragies.

620. Prenez ſang de dragon une once,
criſtaux d'alun de roche deux onces,
conſerve de roſes rouges trois onces ;
mêlez, faites un électuaire, dont la doſe

eſt d'un gros, que l'on réitérera de quatre heures en quatre heures dans les grandes hémorragies.

Électuaire contre la Dyſſenterie.

621. Prenez ſang de dragon, corail rouge, terre du Japon, bol d'Arménie lavée de chacun une demi-once, conſerve de coings ſuffiſante quantité; mêlez, faites un électuaire contre la dyſſenterie.

Pilules contre la Gonorrhée.

622. Prenez ſang de dragon trois gros, camphre deux gros, térébenthine de Veniſe deux onces; mêlez, faites des pilules contre la gonorrhée, la doſe eſt d'un demi-gros.

Potion Purgative.

623. Prenez pulpe de coloquinte coupée par très-petits morceaux un demi-gros, infuſez dans ſix livres de vin blanc, macérez pendant la nuit, paſſez ce vin ſur le papier gris, faites fondre manne de Calabre une once, pour une potion purgative.

Bol Purgatif.

624. Prenez trochifques d'Alhendal douze grains, pulpe de caffe récemment tirée & mondée une once ; mêlez, faites un bol à prendre dans du pain à chanter ; ou

Prenez trochifques d'Alhendal dix grains, fcammonée fix grains, électuaire diaprun une demi-once ; mêlez, faites un bol ; ou

Prenez trochifques d'Alhendal fix grains, jalap en poudre quinze grains, aquila alba dix grains, conferve de rofes fuffifante quantité ; mêlez, faites un bol.

Bol pour rappeler les Règles.

625. Prenez extrait de coloquinte fix grains, aloës lavé un fcrupule, fafran en poudre quinze grains ; mêlez avec fuffifante quantité de firop d'abfinthe, faites un bol pour rappeler les règles.

Lavement contre les Affections Soporeufes & contre l'Apoplexie.

626. Prenez pulpe de coloquinte un gros & demi, racine de pyrètre une demi-once, faites bouillir dans une fuffi-fante quantité d'eau commune réduite à douze

douze onces : ajoutez à la colature vin émétique trois onces, sel gemme deux gros, faites un lavement.

Vin Apéritif & Purgatif contre l'Hydropisie.

627. Prenez des racines d'iris du pays, d'aunée ratissées & coupées par tranches de chacune une once, de celles de chardon roland, d'arrête-bœuf de chacune une demi-once, séné mondé six gros, poudre de jalap deux gros, de la cannelle un gros, versez dessus trois chopines de bon vin blanc, & faites macérer le tout à froid pendant huit jours dans un vaisseau fermé. La dose est de deux verres, le matin à jeun, à une heure de distance l'un de l'autre, & un potage une heure après le second verre.

Vin pour provoquer les Règles.

628. Prenez des feuilles de romarin, de pouliot de chacune deux poignées, de celles de sabine une demi-poignée, du safran Gâtinois, du borax de chacun 2 gros, de la limaille de fer crue une once; mettez le tout mariner à froid pendant une nuit dans huit pintes de bon vin rouge; passez ensuite le vin que vous garderez pour l'usage : la dose est

O

d'un grand verre froid, matin à jeun, pendant huit jours, ce que l'on recommencera après quelque intervalle, s'il n'a pas fait son effet la première fois.

Rotules Purgatives, Anthelmentiques pour un Enfant.

629. Prenez semences d'absinthe deux gros, mercure doux quatre scrupules, diagrède un gros, du sucre dissout dans l'eau distillée de tanaisie deux onces & demie; mêlez exactement, faites des rotules : la dose est depuis deux gros jusqu'à trois, qu'on prendra le matin, de deux jours l'un, à jeun.

Rotules contre les Douleurs qui viennent de l'Accouchement.

630. Prenez nacre de perles, corail rouge préparé de chacun deux gros, laudanum purifié six grains ; mêlez exactement avec du sucre dissout dans l'eau de cannelle & épaissi deux onces & demie ; faites des rotules en ajoutant un instant avant l'effusion de l'huile de cannelle distillée quatre gouttes; faites des rotules anodines ; on en prendra toutes les demi-heures deux gros, en buvant par-dessus du vin du Rhin une demi-once, jusqu'à ce que la douleur soit

ralentie, enfuite on en donnera la même dofe, matin & foir feulement.

Rotules contre la Soif.

631. Prenez fucre très-blanc réduit en poudre fine trois onces; après l'avoir échauffé à petit feu, on y mêlera fuc de citron frais cinq gros, écorce de citron rapée fin un fcrupule; faites felon l'art des rotules : on en tiendra une ou deux continuellement dans fa bouche.

Potion Vermifuge.

632. Prenez des eaux de pourpier, de fcordium & de tanaifie de chacune trois onces, de la coralline préparée & du *femen contra* de chacun un fcrupule & demi, de la thériaque un gros, de l'extrait de genièvre un demi-gros, du fel ammoniac & du fel gemme de chacun un fcrupule, du firop de limons une once; mêlez le tout pour une potion vermifuge à prendre en deux prifes.

Autre Potion Vermifuge.

633. Prenez de l'eau de pourpier fix onces, *femen contra* un demi-gros, de la poudre de myrrhe & de la corne de cerf brûlée de chacune un fcrupule, de la poudre de vipères quatre grains, du

O ij

firop d'abfinthe une once ; mêlez le tout pour une potion à la cuillerée.

Julep contre le Crackement de Sang pé-
riodique.

634. Prenez des eaux de pourpier &
de chicorée de chacune trois onces,
du corail rouge préparé & des yeux
d'écreviffes préparés de chacun un fcrupule, du quinquina en poudre un gros,
du firop de capillaire une once ; mêlez
le tout pour un julep convenable dans
le crachement de fang périodique.

Liniment defficatif.

635. Prenez de l'eau de pourpier
quatre onces, du précipité blanc un
demi-gros, du fafran douze grains, mêlez le tout pour un liniment defficatif,
dans lequel on trempera, trois fois le
jour, une barbe de plume pour toucher
légèrement les galles ou boutons du vifage que l'on voudra deffécher.

Épicarpe dans la Fièvre Tierce.

636. Prenez ail pilé une once, fuie lui-
fante un gros, poivre long un fcrupule,
fafran, camphre de chacun un demi-fcrupule ; mêlez, faites des épicarpes pour
appliquer avant l'accès.

Cérat contre les Ulcères anciens, malins & calleux.

637. Prenez du fuc de nicotiane 3 onces, de la cire jaune pareille quantité, de la réfine de pin une once & demie, de la térébenthine une once, de l'huile d'olive une quantité fuffifante pour former un cérat, auquel on ajoutera du mercure précipité blanc deux gros. Ce cérat convient dans les ulcères anciens, malins & calleux : il les mondifie & les cicatrife.

Potion contre la Cachexie & l'Obftruction des Vifcères.

638. Prenez fuc clarifié de chicorée fauvage quatre onces, teinture de mars une demi-once, firop de cinq racines apéritives auffi une demi-once ; faites une potion que l'on réitérera deux ou trois fois le jour dans la cachexie & l'obftruction des vifcères.

Électuaire contre la Cachexie, la Mélancolie, la Suppreffion des Règles, l'Engorgement des Vifcères.

639. Prenez extrait de chicorée fauvage deux gros, extrait de gentiane, de petite centaurée, de fumeterre, de

O iij

cresson, de quinquina & de rhubarbe, safran apéritif & crême de tartre de chacun un gros, sel de mars de rivière un scrupule, sirop d'absinthe une suffisante quantité; mêlez, faites un électuaire, dont la dose est d'un gros deux fois le jour, contre la cachexie, la mélancolie, la suppression des règles & l'engorgement des viscères.

Opiat contre les Obstructions de la Ratte, du Foie & du Méfentère.

640. Prenez des extraits de chicorée sauvage, de fumeterre & de rhubarbe de chacun une demi-once, de l'extrait de coloquinte six grains, de concombre sauvage un scrupule, du safran de mars apéritif une demi-once, de la poudre de séné & du mercure doux de chacun deux gros, de la poudre de jalap & du diagrède de chacun quatre scrupules, du sel d'absinthe & du sel de tanaisie de chacun un gros, du safran oriental un demi-gros, du macis douze grains; faites du tout un opiat avec suffisante quantité d'oximel simple, pour prendre le matin à jeun, à la dose d'un gros & demi à deux gros, & par-dessus un bouillon apéritif ou un verre de tisane aussi apéritive.

*Julep contre la Cardialgie, le Vomissement
& le Hoquet.*

641. Prenez du suc de menthe dépuré
quatre onces, de l'eau d'absinthe composée & de l'eau de cannelle forte de
chacune une once, du castoreum pulvérisé un gros, du musc six grains, du
sucre candi en poudre une demi-once ;
mêlez le tout pour un julep, à prendre
à la cuiller, dans la cardialgie, le vomissement & le hoquet.

Julep contre la Toux convulsive des Enfans.

642. Prenez de l'eau de cerises noires deux onces & demie, de l'eau de pivoine composée une demi-once, esprit
de lavande dix gouttes, de musc six
grains, des perles préparées un scrupule, du sucre candi blanc un gros & demi ;
mêlez le tout pour un julep, dont on
donnera deux ou trois gros trois fois le
jour, dans la toux convulsive des enfans.

*Bol contre le Vomissement, le Hoquet &
les Lipothymies.*

643. Prenez du musc huit grains,
du sang de dragon & du sucre blanc
en poudre de chacun un scrupule, incorporez le tout avec un peu de sirop

O iv

de rofes fèches pour former quatre petits bols à prendre dans du pain à chanter quatre jours de fuite, le matin à jeun,
contre le vomiffement, le hoquet & les
lipothymies.

*Poudre contre l'Afthme, la Toux, les em-
barras du Poumon & pour corriger la
mauvaife Haleine.*

644. Prenez racine d'iris de Florence
un gros & demi, du mufc trois grains,
du fucre blanc fix onces, réduifez le
tout en poudre, à prendre à la pointe
du couteau, trois fois le jour, dans
l'afthme, la toux, les embarras du
poumon & pour corriger la mauvaife
haleine.

Poudre Abforbante.

645. Prenez befoard oriental, perles préparées, yeux d'écreviffes, corail
rouge, ambre blanc, corne de cerf calcinée de chacun un gros, poudre de
pattes noires de cancres ou d'écreviffes
de mer fix gros; faites du tout une poudre fine abforbante, dont là dofe eft
depuis fix grains jufqu'à un demi-gros
dans les indigeftions caufées par les ai-
gres de l'eftomac.

Vin Émétique d'Antimoine pour Émouvoir fortement.

646. Prenez du fafran des métaux dix grains, vin du Rhin deux onces, laiffez-les infufer pendant la nuit à froid, & après les avoir paffés le matin au travers d'un papier, ajoutez oximel fcillitique fix gros ; mêlez, faites une potion émétique, qu'on donnera le matin à un adulte dans une feule dofe.

Vin Émétique plus doux, pour un Enfant attaqué de Rachitis.

647. Prenez racine d'hypecacuana un fcrupule, vin blanc de France une once, fucre deux gros, laiffez infufer toute la nuit, dépurez la liqueur & donnez-la le matin au malade, pour une potion émétique dans une dofe qu'on prendra le matin.

Boiffon Purgative, Roborative, anti-Rachitique.

648. Prenez rhubarbe choifie une demi-once, myrobolans citrins fans noyaux trois gros, agaric en trochifques deux fcrupules, on les coupera & broyera groffièrement, on les fera infufer à froid dans quatre livres de

O v

bière forte, pendant vingt-quatre heures : le malade s'en servira pour boiffon ordinaire pendant trois mois.

Nouet Diurétique convenable dans l'Hy-dropifie.

649. Prenez cendres de tiges de féves,
de genêt de chacune une demi-livre, mettez-les dans un nouet, qu'on fera infufer
pendant une nuit à froid dans quatre livres de vin du Rhin. On laiffera le nouet
dans le vin, dont on boira trois onces
trois fois par jour.

Petit-Lait anti-Scorbutique.

650. Prenez petite ofeille une poignée
& demie, bétoine & cerfeuil de chacun
une demi-poignée, tamarin une once &
demie, hachez-les & faites infufer dans
trois livres de petit-lait l'efpace d'une
heure à une chaleur prefque bouillante,
néanmoins fans ébullition, enfuite après
les avoir paffés & exprimés à travers
un linge, mêlez-y firop de fucs de citron, de framboife, & de violette de chacun une once : le malade en boira une
once toutes les demi-heures pendant
le jour.

Thé médicinal anti-Phthyfique.

651. Prenez racines de bénoîte de montagnes deux onces, réglisse une once & demie, feuilles de véronique, de lierre terreftre de chacune une poignée, fleurs de millepertuis, de petite centaurée de chacune trois pincées, femence de fenouil doux trois gros; hachez, broyez, mêlez; c'eft un thé balfamique, dont on fera infuser une demi-once dans cinq ou fix taffes d'eau bouillante. On le laiffera dans le vafe bien bouché pendant quelques minutes & on en prendra d'heure en heure une taffe dans laquelle on en fera diffoudre auparavant une petite cuillerée de miel vierge.

Infufion contre l'Hydropifie, pour donner de la fluidité à la Lymphe pour un homme robufte.

652. Prenez racines de l'une & l'autre ariftoloches de chacune une once & demie, gingembre fix gros, fommités d'abfinthe ordinaire & de petite centaurée, bayes de genièvre de chacun une once, fel d'abfinthe une demi-once; hachez, broyez, mêlez, mettez dans du papier. On fera infufer ce mêlange dans quatre livres d'efprit de ge-

nièvre ordinaire. On expofera le tout
au foleil pendant quelques jours dans
un vafe couvert. Le malade en boira
une once quatre fois par jour, lorfque
la digeftion fera faite, & il obfervera
un régime convenable.

Bière anti-Scorbutique.

653. Prenez feuilles fraîches de cochlearia, de roquette, de tortelle, de
tréfle d'eau de chacune une poignée,
femence fraîche broyée de creffon de
jardin, de raifort de jardin de chacune
deux onces, fleurs de petite centaurée
une once, racines de raifort fauvage cinq
onces; hachez-les & les mettez dans un
demi-muid de bière nouvelle & bouillante, on s'en fervira pour boiffon ordinaire.

Lavement Purgatif.

654. Prenez du féné deux gros, faites-le bouillir dans trois fetiers d'eau
que vous réduirez à une chopine; coulez la liqueur & diffolvez-y du lénitif
une once pour un lavement.

Lavement Purgatif Majeur.

655. Prenez du féné trois gros, faites-
le bouillir dans trois fetiers d'eau que vous
réduirez à un peu moins d'une chopine;

coulez la liqueur & ajoutez-y de l'électuaire diaphénic une once, vin émétique
trouble trois onces, pour un lavement.

Lavement Fébrifuge.

656. Prenez du quinquina pulvérisé
six gros ou une once; faites-le infuser
pendant trois heures dans une chopine
d'eau bouillante, passez ensuite le tout
par un linge & en remplissez une séringue, laissant de la place pour y ajouter du sirop de diacode une demi-once
pour un lavement.

Lavement contre la Colique Néphrétique.

657. Prenez du bouillon de tripes
une chopine, ajoutez-y de la térébenthine dissoute exactement dans un jaune
d'œuf une once, du cristal minéral un
gros pour un lavement.

Lavement Purgatif contre la Colique des Peintres.

658. Prenez des feuilles de mauve
une poignée, de la graine de lin deux
pincées; des feuilles de séné, de la
pulpe de coloquinte de chacune deux
gros; faites bouillir le tout dans trois
setiers d'eau commune, que vous réduirez à moitié; ajoutez à la colature

de l'électuaire diaphénic fix gros, de la bénédicte laxative une demi-once, du miel mercuriel deux onces pour un lavement.

Suppofitoire compofé & purgatif.

659. Prenez de la poudre de jalap un fcrupule, du fel commun douze grains; mêlez le tout avec un peu de miel, que vous ferez cuire en confif-tance requife.

Suppofitoire contre les Afcarides ou petits Vers blancs, qui font fouvent logés dans le Fondement des Enfans.

660. Prenez du lard macéré dans l'eau froide pour diminuer fa falure, taillez-le en fuppofitoire, & introduifez-le dans le fondement.

Potion Cordiale.

661. Prenez des eaux diftillées de mélisse fimple & de chardon bénit de chacune deux onces, des confections d'hyacinthe & d'alkermès de chacune un demi-gros, ou de la confection d'hya-cinthe un gros, de l'eau de fleurs d'o-range deux gros, firop d'œillet, du limon de chacun une demi-once; mê-lez le tout pour donner d'heure en heure

à la cuillerée. Notez qu'on peut y ajouter vingt gouttes de lilium de paracelse, si la foiblesse est grande.

Potion Diaphorétique anodine.

662. Prenez des eaux distillées de fleurs de sureau, de chardon bénit de chacune deux onces, de la confection d'hyacinthe, de la thériaque de chacune un demi-gros, de l'antimoine diaphorétique un scrupule, du sirop de pavot rouge, diacode de chacun une demi-once; mêlez le tout pour prendre à la cuillerée d'heure en heure.

Potion anodine Astringente.

663. Prenez des eaux distillées de plantain, de renouée de chacune deux onces, bol d'Arménie, thériaque, diascordium de chacun un demi-gros, du sirop de coings une once; mêlez le tout pour une potion à prendre par cuillerées d'heure en heure.

Potion vulnéraire contre les Chutes & Contusions.

664. Prenez de l'eau distillée de pavot rouge quatre onces, vinaigre de vin six gros, yeux d'écrevisses préparés deux scrupules, sirop de roses sèches une

once; mêlez le tout pour deux doſes à prendre, une le matin à jeun, & l'autre ſur les cinq heures du ſoir : ou prenez des tiges vertes coupées du *dulcamara* quatre onces, de la cochenille un ſcrupule, du vin blanc deux livres; infuſez le tout pendant la nuit ſur les cendres chaudes, & ajoutez à la colature du ſirop de lierre terreſtre quatre onces, de la thériaque une demi-once : la doſe eſt de quatre onces tièdes trois fois le jour.

Potion pour faire ſortir une portion de l'Arrière-Faix.

665. Prenez de l'eau de fleurs de ſureau deux onces, de la poudre de foie d'anguilles un ſcrupule, du ſirop d'armoiſe une once; mêlez le tout pour une doſe, qu'on peut répéter s'il eſt beſoin.

Potion Émétique dans le cas où l'Eſtomac eſt trop rempli de Nourriture.

666. Prenez racines d'hypecacuana en poudre quatre ſcrupules, vin blanc trois onces, on fera bouillir pendant vingt-quatre heures dans un matras élevé. On donnera la colature pour une ſeule doſe.

Nouet Purgatif moins échauffant.

667. Prenez feuilles de séné sans côtes trois gros, agaric bien choisi deux gros, nitre purifié un gros ; hachez, broyez & enfermez dans un nouet. On fera cuire ce nouet un quart-d'heure avec une chopine de bière douce dans un vase fermé : on l'exprimera. Le malade en prendra un verre toutes les demi-heures, jusqu'à ce qu'il soit purgé.

Bouillon d'Écrevisses de rivière.

668. Prenez des écrevisses de rivière vivantes trois livres ; faites cuire l'espace d'une heure dans douze livres d'eau, retirez-les & les broyez avec les écailles ; remettez-les ensuite dans leur bouillon, & faites cuire pendant quatre heures, ajoutant toujours autant d'eau qu'il en faut pour qu'il en reste environ huit livres après la cuisson, exprimez fortement le jus & y infusez des fleurs de bourrache une once & demie, de buglose une once, des racines de barbe de bouc quatre onces, de chervis deux onces, on les fera bouillir l'espace de quatre minutes. On en prendra jusqu'à deux onces & demie toutes les deux heures.

Décoction aſtringente , incraſſante dans le Crachement de Sang.

669. Prenez racines de grande confoude, écorce de tamariſc de chacune
une demi-once ; on les fera cuire un
quart-d'heure dans fuffifante quantité
d'eau pure, & quand elle fera encore
bouillante, on y fera infufer feuilles
d'aigremoine, de bétoine, fleurs de millepertuis & de coquelicot de chacune
une demi-poignée. On les laiſſera infufer
chaudement dans un vaiſſeau couvert
pendant une heure ; dans deux livres de
colature, on mêlera du firop de myrthe
une once, pour une liqueur vulnéraire,
dont on boira deux onces toutes les deux
heures.

Teinture contre l'Hydropifie.

670. Prenez racines d'énula campana
une once, de l'une & l'autre ariftoloche, de zédoaire de chacune fix gros,
de gingembre une demi-once, des fommités d'abfinthe, de petite centaurée,
des femences de carotte, de bayes de
genièvre, de bois faffafras rapé de chacun une once, écorce de wenter une
demi-once ; on les hachera, broyera &
on fera bouillir le tout avec deux pintes

d'esprit de genièvre pendant six heures dans un matras élevé. On décantera la teinture ; quand elle sera refroidie & claire, on la donnera pour l'usage : On en prendra 4 fois le jour une once, quand l'estomac sera vide, & on observera un régime convenable.

Infusion-Décoction abstersive, antiseptique, dans le Spina Ventosa.

671. Prenez bois de gayac vert, pesant & rapé dix onces, sel de tartre un demi-gros ; on les fera digérer avec de l'eau commune six livres pendant vingt-quatre heures au bain-marie, ensuite on les fera cuire pendant deux heures, on ajoutera sur la fin de l'esprit de vin rectifié quatre onces ; on fera ensuite encore bouillir un peu, & on les donnera. Le malade en prendra quatre fois par jour quatre onces quand l'estomac sera vide, à sept heures du matin, à onze heures, à quatre heures après-midi & enfin à sept heures du soir.

Suc émollient apéritif, humectant, pour corriger le trop de roideur des Solides.

672. Prenez racines fraîches de scorsonère, raves de chacune deux onces, des feuilles fraîches de chicorée, de

piffenlit, d'endive de chacune deux poignées; hachez & broyez, ensuite versez dessus du petit-lait une demi-pinte; on les fera bouillir six minutes au bain-marie; ensuite on exprimera le suc, on le passera, & sur chaque once on mettra du sirop de framboise un gros : on donnera le remède dans une bouteille soufrée ; on le mettra dans un lieu frais : la dose est d'une cuillerée de deux heures en deux heures pendant le jour.

Suc émétique contre l'Hydropisie.

673. Prenez écorce moyenne de sureau quantité suffisante, pour qu'après l'avoir hachée, broyée, on puisse en exprimer du suc une once. On ajoutera du sirop violat une demi-once, donnez pour une dose.

Suc anti-Phlogistique dans l'état inflammatoire de la petite Vérole.

674. Prenez du suc récemment exprimé de chicorée, de laitue, de piffenlit, de fumeterre de chacun deux onces, nitre purifié un gros & demi. Le malade en boira une once à chaque heure du jour.

Suc délayant, résolutif, abstersif contre les Aphtes.

675. Prenez des bulbes de raves avec l'écorce quantité suffisante, rapez-les, exprimez le suc; faites bouillir doucement & écumez dans seize onces de ce suc, mêlez jaunes d'œuf, n° 2, du sirop violat quatre gros; on en boira une demi-once toutes les demi-heures.

Suc anti-Acide dans l'espèce froide de Scorbut.

676. Prenez racines fraîches de raifort sauvage, de pied de veau de chacune une partie, feuilles fraîches de tréfle d'eau, cresson d'eau de chacun deux parties; on les rapera, hachera, broyera, & on exprimera six onces de suc, auxquelles on mêlera esprit antiscorbutique deux onces, du sucre trèsblanc une once; le malade en prendra toutes les trois heures une demi-once ou une cuillerée.

Suc dans l'espèce Alcaline de Scorbut.

677. Prenez feuilles fraîches d'oseille, de pissenlit, quantité suffisante, de citron n° 1; hachez, broyez, & exprimez du suc cinq onces; passez le tout, &

ajoutez du fucre très-blanc fix gros ;
on fera la même chofe tous les jours
pendant deux femaines.

Prenez crême de tartre cinq gros,
fel effentiel de petite ofeille deux gros,
mêlez, divifez en quatorze parties égales ; on les donnera féparées dans de
petits papiers. Le malade prendra la moitié du fuc à fept heures du matin, dans
lequel il mêlera une dofe de la poudre,
& le refte à neuf heures, fans poudre ;
il continuera pendant quatorze jours.

Bol contre les Pâles Couleurs.

678. Prenez du fafran de Mars apéritif fix grains, des poudres de caftoreum & de vipère, de chacune douze
grains, des trochifques Alhendal deux
grains ; incorporez le tout avec une fuffifante quantité de firop de pivoine fimple, pour former un bol à donner deux
fois la femaine pendant quelque temps,
dans les pâles couleurs.

Bol propre à procurer les Sueurs, & à cal-
mer les Accès Hyftériques.

679. Prenez de la poudre de caftoreum un fcrupule, de l'efprit de fel
ammoniac douze gouttes, du laudanum

folide un grain; incorporez le tout avec une fuffifante quantité de conferve de fleurs d'orange, pour former un bol propre à procurer les fueurs & à calmer les accès hyftériques.

Potion Hyftérique.

680. Prenez des eaux d'armoife & de méliffe fimple, de chacune deux onces, de la poudre de caftoreum douze grains, du *laudanum* liquide de Sydenham vingt gouttes, du firop d'armoife une demi-once; mêlez le tout pour une potion à prendre à la cuillerée.

Pilules Hyftériques.

681. Prenez du *galbanum* & de *l'affafœtida* de chacun une once, de la poudre de caftoreum deux gros; ajoutez-y une fuffifante quantité de teinture de caftoreum pour faire une maffe de pilules hyftériques de cent à l'once, dont la dofe fera d'un fcrupule à un demi-gros deux fois le jour.

Autre.

682. Prenez de l'extrait d'opium, du caftoreum & du fafran, le tout en poudre, de chacun un gros; mêlez ces drogues dans un mortier placé fur les cen-

dres chaudes, en y ajoutant une suffisante quantité d'extrait de genièvre pour former une masse de pilules calmantes, dont la dose sera depuis un grain jusqu'à quatre le soir en se couchant; ces pilules conviennent dans les accès hystériques, accompagnées de coliques & de flatulences.

Nouet anti-Hystérique.

683. Prenez de l'assa-fœtida un demi-gros, du castoreum & du camphre de chacun un scrupule, de l'huile de succin douze gouttes; mêlez le tout & l'enfermez dans un petit nouet de linge pour faire flairer dans les accès hystériques.

Liqueur contre les Dévoyemens accompagnés de tranchées & dans les Dyssenteries.

684. Prenez de la rapure de cornes de cerf une once, de la mie de pain blanc deux onces, de la racine de grande consoude lavée une demi-once; faites bouillir le tout dans trois pintes d'eau que vous réduirez à la moitié. Passez ensuite la liqueur sans expression, & ajoutez à la colature une once & demie de sirop de coings; cette liqueur doit servir de boisson ordinaire dans les dévoyemens

voyemens accompagnés de tranchées & dans les dyſſenteries.

Liqueur à prendre dans les Fièvres malignes.

685. Prenez de la rapure de cornes de cerf une demi-once ; faites-la bouillir dans trois chopines d'eau, que vous réduirez à la moitié ; coulez enſuite le tout par un linge, & donnez un verre de cette liqueur de trois heures en trois heures dans les fièvres malignes, où l'on veut pouſſer doucement par les ſueurs.

Bol Sudorifique.

686. Prenez de la corne de cerf philoſophiquement préparée & calcinée en blancheur, un ſcrupule, du ſel volatil de corne de cerf quinze grains ; incorporez le tout avec un gros d'extrait de genièvre pour former un bol ſudorifique à prendre dans du pain à chanter.

Bol convenable dans les Fièvres malignes accompagnées de Diarrhée.

687. Prenez du corail rouge préparé un demi-gros, de l'eſprit volatil de corne de cerf douze gouttes ; faites du tout un bol avec l'extrait de genievre propre contre les fièvres malignes accompagnées de diarrhée.

P

Potion Sudorifique.

688. Prenez de l'eau de fleurs de fureau deux onces, de la corne de cerf préparée sans feu un scrupule, du sel volatil de corne de cerf, trois grains, du sirop d'œillet une demi-once, mêlez le tout pour une potion sudorifique.

Potion anodine astringente dans la Dyssenterie.

689. Prenez de la corne de cerf brûlée un demi-gros, du laudanum solide, un grain, de l'eau de plantain deux onces; mêlez le tout pour une potion.

Potion contre la Diarrhée maligne.

690. Prenez de la corne de cerf préparée sans feu douze grains, de la terre sigillée un scrupule, de l'extrait thériacal trois grains, de l'eau de fleurs de fureau deux onces; mêlez le tout pour une potion convenable dans une diarrhée maligne.

Poudre anti-Épileptique.

691. Prenez des coquilles d'huîtres préparées & de la racine de pivoine mâle, de chacune un gros & demi, de l'ongle d'élan & du nître purifié, de

chacun un gros; pulvérifez le tout & le mêlez exactement pour une poudre anti-épileptique à donner trois fois le jour à la dofe d'un fcrupule, en avalant par deffus un verre d'infufion de fleurs de tilleul : ou

Prenez des cœurs de taupe defféchés, le nombre de quatre, du crâne humain, de l'os du talon de lièvre & des vers de terre deffechés de chacun un gros, de l'ongle d'élan & du gui de chêne, de chacun un demi-gros; réduifez le tout en poudre & mêlez-le exactement; la dofe en eft de quinze grains pour un adulte, à donner avant l'accès épileptique, en empêchant le malade de dormir, s'il y a de la difpofition.

Poudre contre l'incontinence d'Urine, fur-tout contre celle qui fuit quelquefois un Accouchement difficile.

692. Prenez de la poudre de hériffon calciné trois gros, de celle de gofier de coq défféché un gros; mêlez le tout pour une poudre, dont la dofe fera d'un gros.

Nouet contre l'Enchifrenement & Rhume de Cerveau.

693. Prenez de la femence de nielle torréfiée, du tabac, du ftyrax calamite,

P ij

de chacun un scrupule, de l'ambre-gris
deux grains; mêlez le tout & l'enfermez dans un nouet que l'on portera au
nez de temps en temps dans l'enchifrè-
nement & le rhume de cerveau.

Opiat anti-Asthmatique.

694. Prenez de la graine de nielle lavée, bien desséchée, puis pilée, deux
gros, des fleurs de soufre un gros &
demi, du benjoin pulvérisé & du blanc
de baleine de chacun un gros; incorporez le tout avec le miel de Narbonne, pour former un opiat à prendre à
la dose d'un gros & demi, le matin à
jeun, enveloppé dans du pain à chanter,
& buvant par dessus un gobelet d'infusion
de fleurs de tussilage.

Décoction contre la Dyssenterie.

695. Prenez de la nummulaire une
poignée, faites-la bouillir dans une pinte
de lait à la réduction de moitié, coulez
le tout par un linge, & ajoutez-y du sirop
de grande consoude une once & demie,
pour donner en doses à trois heures de
distance l'une de l'autre.

Électuaire de Chasteté.

696. Prenez des femences d'ortie &
de jufquiame de chacune un gros, du
camphre deux gros, de la réglisse quatre fcrupules; pulvérifez le tout & mêlez-le exactement, ajoutez-y enfuite de
la conferve de fleurs de nénuphar trois
onces, du firop de la même plante, une
quantité fuffifante, pour compofer un
électuaire à prendre jufqu'à la fin à la
dofe d'un gros & demi deux fois le jour,
enveloppé dans du pain à chanter, en
buvant immédiatement par deffus un
verre de petit-lait ferré.

Potion Vermifuge huileufe.

697. Prenez de l'eau de pourpier fix
onces, de la confection d'hyacinthe &
du *femen-contra*, de chacun un demi-
gros, du firop de limons une demi-once,
de l'huile vierge une once; mêlez le tout
pour une potion.

Onguent contre la Brûlure.

698. Prenez de la meilleure huile d'o-
live une once & demie, de la cire une
once, & deux jaunes d'œufs durcis fous
la cendre; faites fondre la cire fur un feu
doux, & ajoutez-y enfuite l'huile & les

P iij

jaunes d'œufs, remuant le tout jusqu'à ce qu'il ait acquis la consistance d'onguent, que l'on gardera pour l'usage. La manière de s'en servir est de prendre un peu de cet onguent frais, de l'étendre peu à peu sur du linge, & d'en couvrir la partie brûlée; ce qu'on répétera deux fois le jour jusqu'à la guérison.

Opiat-Fondant Martial & Apéritif.

699. Prenez du safran de Mars apéritif une demi-once, de la gomme ammoniaque & de la myrrhe de chacun un gros & demi, du diagrède, de l'*aquila alba*, de l'extrait de camelée, & de la poudre de cloportes de chacun un demi-gros, des sels d'absynthe & de tamarisc de chacun un gros, du safran oriental & de cannelle, de chacun deux scrupules; pulvérisez le tout & incorporez-le avec une suffisante quantité de sirop de chicorée composé de rhubarbe, pour prendre, le matin à jeun, à la dose d'un gros & demi enveloppé dans du pain à chanter, en continuant pendant douze jours, & buvant par dessus une verre de tisane pectorale.

Remède contre la Phthyſie.

700. Prenez de la poudre de racines d'orchis, ſuivant la préparation de M. Geoffroy, un ſcrupule, humectez-la peu à peu d'eau bouillante, & étendez-la enſuite dans une chopine de cette même eau ; coupez cette liqueur avec autant de lait de vaches, & ajoutez ſur le tout aſſez de ſucre pour rendre la boiſſon agréable ; partagez-la en quatre priſes à prendre dans la journée pendant quelque temps, ou en deux jours en ne faiſant que la moitié de la doſe, dans la phthyſie pulmonaire & dans la dyſſenterie bilieuſe.

Potion Sudorifique.

701. Prenez de l'eau de coquelicot trois onces, des os de brochet pulvériſés un gros, du ſel volatil de corne de cerf ſix grains, *du laudanum* liquide de *Sydenham* vingt-quatre gouttes, du ſirop de coquelicot une once ; mêlez le tout pour trois doſes.

Potion contre les Chutes, où l'on craint qu'il n'y ait du Sang grumelé, ou quelque Contuſion interne.

702. Prenez de l'eau de pavot rouge deux onces, du vinaigre de vin ſix gros,

des yeux d'écreviſſes préparés & des os de brochet pulvériſés de chacun un demi-gros , du ſirop de coquelicot deux gros ; mêlez le tout pour deux doſes.

Potion pour faire Suer dans la Galle.

703. Prenez de l'eau de pavot rouge, une once , de la poudre de vipère un demi - gros , du ſel volatil de vipères quatre grains , du ſirop de fumeterre deux gros ; mêlez le tout pour une doſe.

Fomentation pour diſſiper les Tumeurs œdé-
mateuſes des Jambes, des Cuiſſes & d'au-
tres parties.

704. Prenez de l'eau de chaux deux livres, de l'eau commune une livre, fai-tès bouillir dans le mêlange des feuilles de poivre d'eau deux poignées, des bayes de laurier écraſées deux onces ; réduiſez le tout à deux livres & coulez enſuite pour une fomentation dont on baſſinera chaudement les parties œdémateuſes, ce qu'on répétera pluſieurs fois le jour.

Opiat contre la Jauniſſe , la ſuppreſſion des
Mois , la Cachexie & les Maladies Hy-
pocondriaques.

705. Prenez de la conſerve de queue de pourceau & de l'extrait de gentiane

de chacun une demi-once, du safran de Mars apéritif deux gros, de la myrrhe, de la gomme ammoniaque de chacun un gros, du sel de tamarisc un demi-gros, de la cannelle un scrupule; mêlez, faites un opiat avec le sirop des cinq racines apéritives à prendre à la dose de deux gros tous les matins dans les maladies susdites.

Apozème contre la Jauniſſe & l'Hydropiſie commençante.

706. Prenez des racines de petit houx, d'asperges & de persil ratissées & concassées de chacune une once; faites-les bouillir dans trois chopines d'eau pendant une demi-heure, & ajoutez ensuite des feuilles de piloselle, d'aigremoine & de pimprenelle de chacune une poignée; réduisez le tout à une pinte, puis ajoutez-y du séné mondé une once, de la rhubarbe concassée deux gros, du sel de glauber une demi-once, du sel d'absinthe & de tamarisc de chacun un demi-gros, retirez le vaiſſeau du feu, & laiſſez le tout infuser chaudement pendant quatre heures; coulez ensuite par un linge avec expreſſion, & partagez en trois doses à donner tièdes en trois jours,

P v.

le matin à jeun, ajoutant à chacune une once de firop de fleurs de pêcher.

Bol Purgatif.

707. Prenez moelle de caffe récente & mondée de chacune une once, rhubarbe en poudre un fcrupule, crême de tartre un demi-gros; mêlez, faites quelque bol, que l'on avalera, le matin à jeun, dans du pain à chanter pour fe purger; on boira par deffus un bouillon au veau : ou

Prenez moelle de caffe fix gros, poudre cornachine un fcrupule; mêlez, faites quelque bol; on boira par deffus un verre de petit lait ou de tifane : ou

Prenez pulpe de caffe une demi - once, rhubarbe en poudre un fcrupule, jalap en poudre douze grains, *aquila alba* dix grains, firop de fleurs de pêcher fuffifante quantité; mêlez, faites un bol purgatif : ou

Prenez moelle de caffe mondée une demi-once, fucre candi & régliffe en poudre de chacun un demi-gros; mêlez, faites un bol, que l'on prendra immédiatement avant le dîner ou le fouper, pour lâcher le ventre, pour prévenir la goutte, & pour guérir le calcul & les catarres : ou

Prenez moelle de caffe & pulpe de tamarins de chacun deux gros ; mêlez, faites un bol que l'on donnera aux mélancoliques ou femmes hyftériques, un peu avant le repas, pour lâcher le ventre lorfqu'il eft pareffeux & trop refferré.

Potion Purgative.

708. Prenez moelle de caffe d'Alexandrie une once, firop violat, ou de fleurs de pêcher auffi une once ; faites diffoudre dans fix onces de petit lait ou de tifane pectorale ou de teinture de feuilles de féné ou de décoction de tamarins ; faites une potion : ou

Prenez feuilles de féné deux gros, rhubarbe, tartre foluble de chacun un gros, macérez pendant la nuit fur la cendre chaude dans douze onces de décoction de chiendent ; enfuite faites-y fondre manne de Calabre une once & demie ; délayez dans la colature firop de rofes pâles une once, moelle de caffe une once & demie, partagez cette liqueur purgative en deux prifes, que l'on donnera à quatre heures de diftance & un bouillon entre deux : ou

Prenez moelle de caffe avec les noyaux une once, manne de Calabre une once & demie, rhubarbe choifie,

P vj

fel végétal de chacun un gros; faites bouillir légèrement dans fix onces d'une liqueur convenable; on en donnera la colature chaude & un bouillon trois heures après : ou

Prenez moelle de caffe avec les noyaux trois onces, manne de Calabre deux onces; faites bouillir légèrement dans douze onces de décoction pectorale; délayez dans la colature une once de firop de pommes compofé ou fix grains de tartre ftibié; partagez en deux prifes, que l'on donnera à quatre heures de diftance & un bouillon entre deux : ou

Prenez moelle de caffe fans être mondée trois onces, tamarins une once & demie, faites bouillir légèrement dans deux livres de petit lait; paffez la liqueur & donnez par verrées.

Lavement Purgatif.

709. Prenez pulpe de caffe une once, miel violat deux onces; faites diffoudre dans une livre de décoction émolliente, pour un lavement : ou

Prenez moelle de caffe, avec les noyaux, quatre onces; faites bouillir dans une livre de petit lait, diffolvez dans la colature criftal minéral un gros, miel nénuphar deux onces, faites un lavement.

Bols Purgatifs.

710. Prenez tamarins & moelle de casse mondée de chacun une demi-once, rhubarbe en poudre trente grains; mêlez, faites un bol purgatif : ou

Prenez pulpe de tamarins inondés une demi-once, scammonée en poudre douze grains; mêlez, faites un bol.

Boisson dans les Fièvres Ardentes.

711. Prenez tamarins gras deux onces, faites bouillir légèrement dans deux livres de petit lait; délayez dans la colature deux onces de sirop violat; faites une boisson à donner par verrées, pour appaiser la soif dans les fièvres ardentes & le bouillonnement du sang ou de la bile.

Purgatif.

712. Prenez tamarins gras une once, faites bouillir légèrement dans six onces d'eau commune; macérez dans cette décoction feuilles de séné deux gros, rhubarbe en petits morceaux un gros, faites fondre manne de Calabre une once & demie; passez, faites prendre le matin à jeun, pour purger.

Remède contre les Fièvres Intermittentes.

713 Prenez poivre noir entier, neuf grains; faites avaler dans un verre de vin deux heures avant l'accès dans les fièvres intermittentes, après avoir bien purgé : ou

Prenez poivre noir concaffé un demi-fcrupule, fommités d'abfinthe une pincée; macérez pendant la nuit dans trois onces de vinaigre tiède; paffez & faites prendre au commencement de l'accès.

Poudre à appliquer fur l'Aluette relâchée ou enflée.

714. Prenez poivre long fix grains, alun en poudre cinq grains; mêlez, faites une poudre que l'on appliquera fur l'aluette relâchée ou enflée.

Remède contre les Douleurs de Tête.

715. Prenez poivre long, fuccin blanc de chacun fuffifante quantité, réduifez-les en poudre & les renfermez dans un petit fac, que l'on appliquera fur la future coronale dans les conftitutions froides de la tête : ou

Prenez poivre noir en poudre autant que vous voudrez; mêlez avec un blanc d'œuf, faites un cataplasme que l'on appliquera sur les tempes ou sur la dernière vertèbre du col, & que l'on renouvelera souvent dans les douleurs invétérées de la tête.

Cataplasme contre les Douleurs de Côté.

716. Prenez poivre noir, cloux de gérofle de chacun suffisante quantité, pulvérisez-les & les mêlez avec du blanc d'œuf pour appliquer en forme de cataplasme sur le côté malade, dans la vive douleur de côté.

Poudre Sternutatoire pour réveiller de l'Assoupissement.

717. Prenez poivre long, ellébore blanc de chacun un gros, marjolaine une demi-once; mêlez, faites une poudre sternutatoire.

Liniment pour frotter les Membres Paralytiques.

718. Prenez poivre noir, poivre long de chacun un gros, racines de pied de veau, de pyrèthre, de cubèbes, de cardamome de chacune deux gros, esprit volatil de sel ammoniac deux onces, esprit de vin rectifié six onces; macérez le tout pendant huit jours, séparez

la teinture en versant par inclinaison, ajoutez huiles de succin & de lavande de chacune deux gros ; faites un liniment pour frotter les membres paralytiques.

Poudre Stomachique.

719. Prenez cloux de gérofle & cannelle de chacun un scrupule, noix muscade quinze grains, sucre un gros & demi ; mêlez, faites une poudre stomachique pour prendre dans du vin rouge, contre les crudités les vents de l'estomac & les envies de vomir.

Remède pour aider la Digestion & appaiser le Vomissement.

720. Prenez cloux de gérofle, noix muscade, cannelle de chacune deux gros, macis, graines de carvi, de fenouil, sommités d'absinthe de chacune un gros ; mêlez, faites une poudre grossière, que l'on renfermera dans un petit sac, que l'on plongera dans du vin de Canaries chaud & que l'on appliquera aussitôt sur la région de l'estomac, pour aider la digestion & appaiser le vomissement, ou que l'on appliquera sur la tête dans les catarres & la constitution froide du cerveau.

Remède contre les Maux de Tête.

721. Prenez racines d'angélique sèches deux gros, cloux de gérofle, noix muscade, macis de chacun un gros, iris de Florence, fleurs de lavande de chacune un gros & demi, styrax calamite, oliban, succin de chacun un gros; faites une poudre un peu grossière, que l'on renfermera avec du coton dans une étoffe de soie piquée & dont on fera un bonnet que l'on mettra sur la tête toutes les nuits après l'avoir échauffé avec la fumée de succin & de mastic jetés sur les charbons ardens. On s'en servira dans les maladies de la tête qui viennent d'humidité & de pituite, & dans les vieilles douleurs catarreuses & froides.

Poudre Stomachique.

722. Prenez huile de cloux de gérofle deux gouttes, huile de cannelle huit gouttes, teinture d'ambre une goutte, sucre cristallisé réduit en une poudre très-fine une demi-once; mêlez & conservez cette poudre dans une bouteille bien fermée, pour s'en servir dans l'occasion. La dose est d'un gros, dissoute dans du vin rouge ou dans du vin d'Espagne,

pour fortifier l'eftomac foible & pour aider la digeftion.

Liniment contre la Paralyfie & d'autres Maladies.

723. Prenez huiles de cloux de gérofle, de romarin, de fauge de chacune un fcrupule, huile de noix mufcade tirée par expreffion, huile de palmier de chacune un gros & demi ; mêlez, faites un liniment, dont on frottera les membres paralytiques & attaqués de catarres ; la tête, dans les maladies froides pituiteufes ; la région de l'eftomac, dans la difficulté de la digeftion & dans les coliques venteufes.

Remède propre dans la Confomption.

724. Prenez piftaches, pignons doux de chacun une demi-once, amandes douces, nº 12, pilez-les dans la crême de riz, exprimez & faites épaiffir à un feu doux avec un peu de fucre & de cannelle. Donnez à ceux qui font attaqués de la confomption, pour les rétablir.

Émulfion contre la Confomption ou la Toux jnvétérée.

725. Prenez pignons doux une once, pilez-les en verfant peu à peu une li-

vre de décoction de riz ou décoction
pectorale, paffez & diffolvez une once
de fucre rofat ou de firop d'althea,
ou de firop réfomptif; faites une émulfion à partager en deux verres, que
l'on donnera dans la confomption ou
la toux invétérée : ou

Prenez pignons une once, des quatre grandes femences froides de chacune
un gros, décoction de chiendent deux
livres; faites une émulfion que l'on
adoucira avec une once de firop d'althea.

Poudre pour faciliter la Digeftion.

726. Prenez noix mufcade une demi-
once, cannelle deux gros, cloux de gérofle un demi-gros, fucre une once;
mêlez, faites une poudre, dont on prendra deux gros après le repas dans du bon
vin pour faire la digeftion.

Bol contre les Diarrhées.

727. Prenez noix mufcades torréfiées
un demi-gros, cachou un fcrupule,
conferve de coings une fuffifante quantité; mêlez, faites un bol, que l'on réitérera deux ou trois fois le jour pour
arrêter la diarrhée.

Bol contre les Coliques, la Dyssenterie, le Tenesme, pour appaiser la douleur & faire dormir.

728. Prenez noix muscade un gros, thériaque d'andromaque un demi-gros, diacode suffisante quantité; mêlez, faites un bol.

Remède contre la Colique Venteuse.

729. Prenez macis un demi-gros, anis & coriandre de chacun un scrupule, sucre fin un gros & demi; pilez le tout grossièrement & l'infusez pendant quelques heures dans un verre de vin & faites-le boire chaud pour dissiper la colique venteuse.

Remède contre la Fièvre Quarte.

730. Prenez bois de couleuvre une demi-once, infusez dans huit onces de vin d'absinthe; macérez pendant la nuit & passez : donnez le vin dans la fièvre quarte deux heures avant l'accès.

Remède contre les Vers.

731. Prenez bois de couleuvre & poudre à vers de chacun une demi-once, sel d'absinthe un scrupule, infusez dans douze onces d'eau de chiendent ou

de pourpier; macérez dans l'une de ces liqueurs tièdes pendant douze heures; passez, distribuez en trois prises pour trois jours, que l'on prendra le matin, pour faire mourir les vers.

Potion contre les Maladies Catarreuses, la Paralysie, la Goutte & l'Hydropisie.

732. Prenez séné deux gros, sel d'absinthe un scrupule, infusez dans suffisante quantité d'eau de fontaine pendant six heures; dissolvez dans la colature de six onces deux ou trois gros de diacarthame, sirop de roses solutives, avec le séné & l'agaric une once; faites une potion pour les maladies susdites.

Bol contre la Gonorrhée.

733. Prenez baume de Judée douze gouttes; mêlez avec du sucre en poudre, faites un bol contre la gonorrhée, les fleurs blanches & la dyssenterie.

Remède contre la Toux violente, dans le commencement de la Phthysie & pour résoudre les Tubercules crus des Poumons.

734. Prenez baume de Judée une demi-once, jaunes d'œufs n° 2, sucre cuit en consistance de sirop dans de l'eau

de rofe deux onces; mêlez, on en donnera une cuillerée dans fix onces de
décoction pectorale, & dans un verre
de lait chaud, pour prendre en une fois
dans la toux violente, dans le commencement de la phthyfie & pour réfoudre
les tubercules crus des poumons.

*Bol contre la Toux invétérée, la Phthyfie
commençante, les Ulcères internes, les
Chutes confidérables & la Dyffenterie.*

735. Prenez conferve de rofes rouges
un gros, baume de leucatel un demi-
gros, baume du Pérou trois gouttes;
mêlez, faites un bol contre la toux invétérée, la phthyfie commençante, les
ulcères internes, les chutes confidérables & la dyffenterie.

*Remède contre les Ulcères du Poumon &
les Tubercules.*

736. Prenez baume de copahu une
demi - once, jaunes d'œufs n° 2, firop
de lierre terreftre deux onces, bon vin
huit onces; mêlez, on en donnera une
ou deux cuillerées, le matin & le foir,
pour les maladies fufdites.

Bol pour guérir l'Ulcère des Poumons.

737. Prenez baume de copahu quinze
gouttes, réglisse en poudre, fuccin pré-

paré de chacun quinze grains, antihectique de Potérius douze grains, firop
de lierre terreftre fuffifante quantité;
mêlez, faites un bol pour guérir l'ulcère
des poumons.

Bol pour déterger & guérir l'Ulcère des Reins & de la Veffie.

738. Prenez racines de butua en poudre & réglifle de chacune un demi-fcrupule, baume de copahu fuffifante quantité,
mêlez, faites un bol, que l'on donnera le
matin & le foir, pour déterger & guérir
l'ulcère des reins & de la veffie.

Électuaire contre les Fleurs Blanches.

739. Prenez pierre hématite, maftic, fang de dragon de chacun un demi-
gros, cachou & corail rouge préparé
de chacun un gros, baume de copahu
fuffifante quantité; mêlez, faites un électuaire, dont la dofe eft d'un gros deux
fois le jour, dans les fleurs blanches.

Électuaire contre la Gonorrhée Virulente.

740. Prenez rhubarbe en poudre trois
gros, panacée mercurielle un gros,
baume de copahu une once & demie;
mêlez, faites un électuaire, dont la
dofe eft d'un gros tous les jours matin

& foir, pour guérir la gonorrhée viru-
lente, en purgeant le malade tous
les quatre jours avec les pilules mercurielles.

Teinture des Baumes.

741. Prenez bois d'aloës, racine d'angélique, iris de Florence, aristoloche
ronde de chacun un gros, feuilles de
dictamne de Crète, fommités d'hypericum, de romarin, de lavande, fafran
de chacun une demi-once, efprit de
vin une livre & demie, faites digérer
dans un vaiffeau de verre bien fermé,
expofé au foleil pendant un mois: Prenez
auffi féparément mirrhe, aloës, benjoin, oliban de chacun une demi-once,
verfez-y une livre d'efprit de vin; digérez auffi pendant un mois; mêlez
pour lors les deux liqueurs après les
avoir paffées, ajoutez-y baume de copahu deux onces, baumes de Judée, du
Pérou, de Tolu, ftyrax liquide, térébenthine de Chypre, de chacun une
once, digérez de nouveau pendant
quinze jours, & gardez la liqueur pour
en faire ufage, foit intérieurement, foit
extérieurement.

F I N.

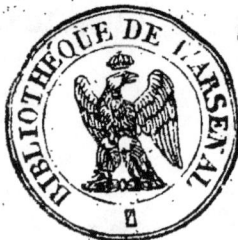

TABLE

Des Maladies auxquelles conviennent les différens Remèdes de ce Volume.

Q

C

Q ij

Q iv

TABLE

Des Médicamens généraux de cet Ouvrage.

A

B

L

N

O

P

R

Fin de la Table.

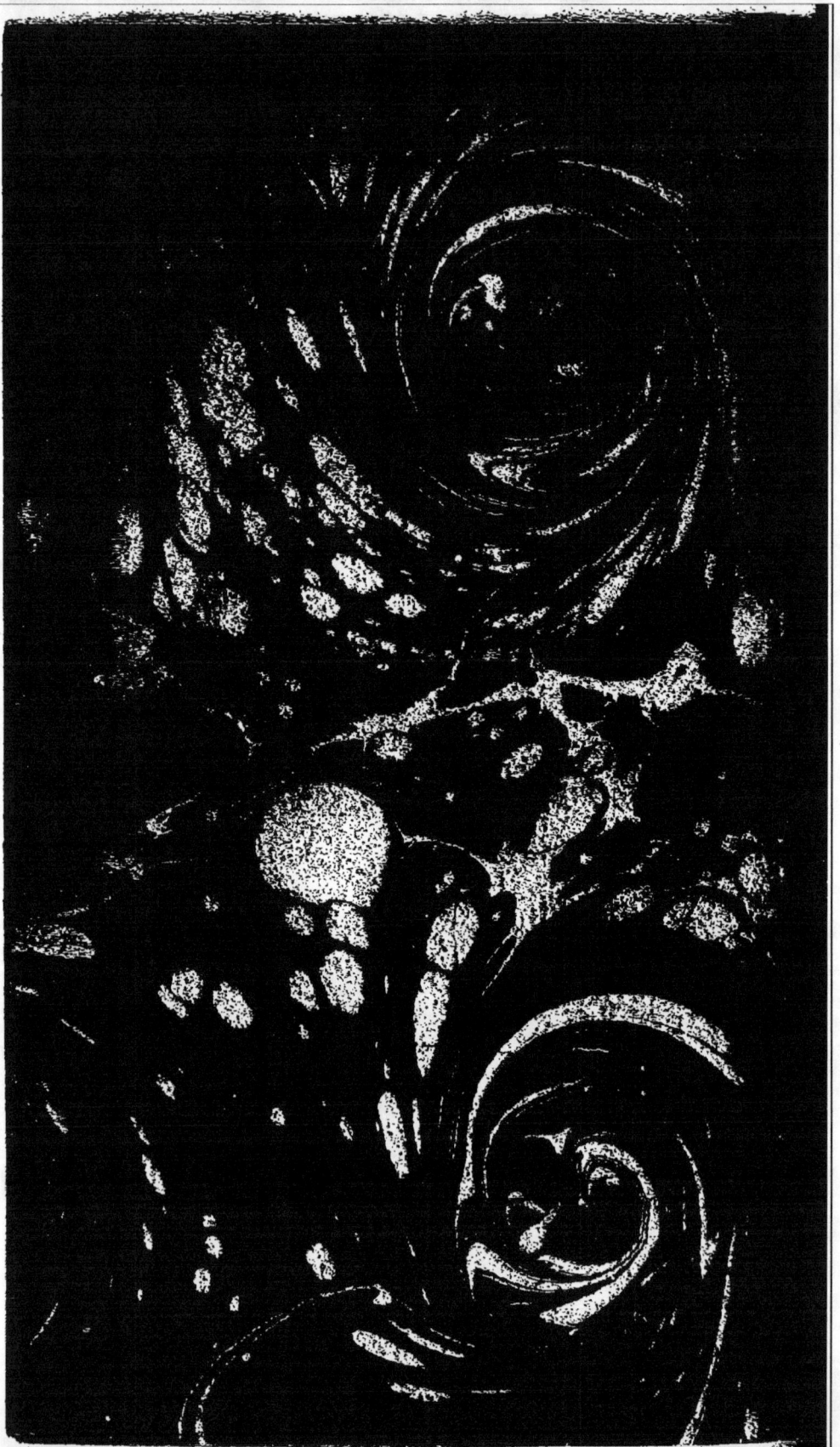

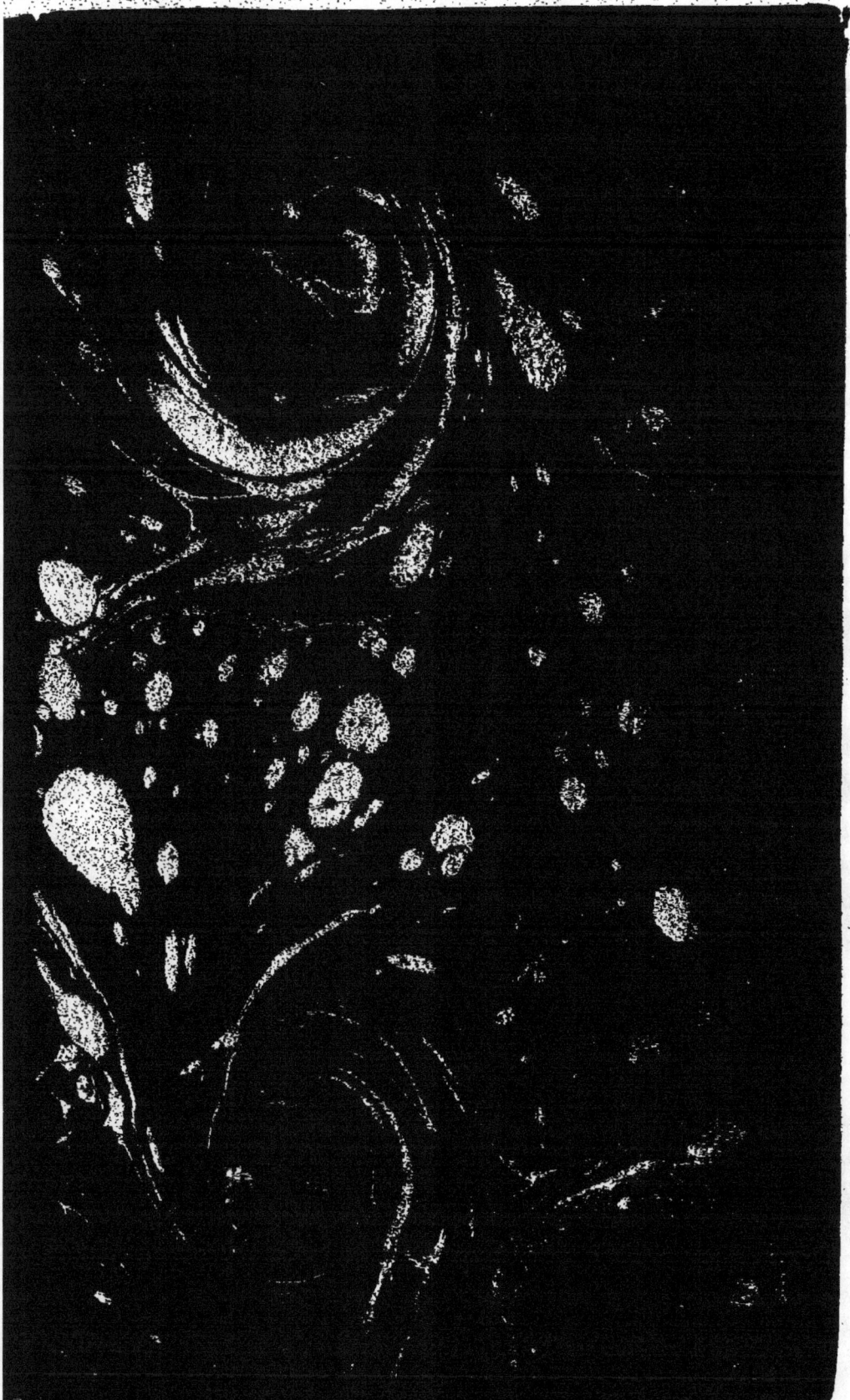

www.ingramcontent.com/pod-product-compliance
Lightning Source LLC
Chambersburg PA
CBHW052105230326
41599CB00054B/3936